U0388031

院长札记

构建全新就医体验的新型医院

麦刚 著

人民卫生出版社

·北京·

图书在版编目（CIP）数据

院长札记：构建全新就医体验的新型医院 / 麦刚著.
北京：人民卫生出版社，2024. 11（2025. 1重印）.
ISBN 978-7-117-36977-0

Ⅰ. R197. 32

中国国家版本馆 CIP 数据核字第 2024VX3936 号

院长札记：构建全新就医体验的新型医院
Yuanzhang Zhaji: Goujian Quanxin Jiuyi Tiyan de Xinxing Yiyuan

著	麦 刚
策划编辑	周 宁 　责任编辑 周 宁 　书籍设计 尹 岩 王子祎
出版发行	人民卫生出版社（中继线 010-59780011）
地 址	北京市朝阳区潘家园南里 19 号
邮 编	100021
E - mail	pmph @ pmph.com
购书热线	010-59787592 　010-59787584 　010-65264830
印 刷	北京顶佳世纪印刷有限公司
经 销	新华书店
开 本	880×1230 　1/32 　印张：10.25
字 数	211 千字
版 次	2024 年 11 月第 1 版
印 次	2025 年 1 月第 3 次印刷
标准书号	ISBN 978-7-117-36977-0
定 价	68.00 元

打击盗版举报电话	010-59787491	E - mail	WQ @ pmph.com	
质量问题联系电话	010-59787234	E - mail	zhiliang @ pmph.com	
数字融合服务电话	4001118166	E - mail	zengzhi @ pmph.com	

序

患者的治愈
是对医生最好的馈赠

拿到《院长札记：构建全新就医体验的新型医院》的书稿后，我几乎一口气读完了它。读完之后，我心中感慨良久，很是欣慰。贯穿全书的"以患者为中心"这一理念深深地感动了我，使我的心绪一时不能平复。

十余年来，在"以患者为中心"理念的指导下，四川省德阳市人民医院始终遵循让救治更快捷高效、让就医更方便省事的宗旨，改进各方面工作和优化相关流程；在提升患者就医体验上，持续不断而又切切实实地做了大量的工作和探索。

实事求是地说，他们努力的方向、改变的思路，是值得我们认真学习和借鉴的。在我看来，这也是这本书最大的价值所在。

医生这份职业艰辛但很有意义。"既然你这辈子选择当医生，第一就不要想着赚大钱，第二必须一辈子服务患者，以患者的快乐为最大的快乐，以患者的痛苦为最大的痛苦，这样才能成为一名好医生。"这是父亲在我从医之初对我的教诲——无论是作为治病救人的医生，还是作为医院的管理者，都当如此。我也将这段话转赠给医界同仁们，希望大家都能时刻谨记"医者仁心"的本分。

另一层欣慰则是作者带给我的。作为曾在华西医院生活、学习、工作七十多年的老"华西人"，本书作者麦刚是我看着长大的"华西新一代"。从幼时顽皮的孩童，到受父母影响走上学医、从医的道路，他没有让父母失望，也没有让我们这些看着他成长起来的老"华西人"失望。尤其让我感到欣喜的是，在极短的时间里，他完成了从一个纯粹的临床医生向一家综合性三甲医院管理者的华丽转身，并与他的团队、同仁一道，学习借鉴、吸收融合，克服重重困难、努力创造条件，大刀阔斧地实施了一系列改革举措——加强人才培养、锻造强劲学科、实施多学科协作诊疗及大科室管理，进而突破空间、床位、人力资源、信息系统管理手段等瓶颈，在德阳创建了一家无论是在建筑设施、医疗设备，还是在管理机制、运行模式、医护服务方面，都与国际最新医学理念和医疗技术相契合的新型"五代医院"。

医学是一门没有终点的科学，服务是一项没有尽头的事业。麦刚将"持续学习，永不毕业；一旦毕业，等于失业"作为医院的院训，让我很是赞叹。也希望我们当下的医生及后来者们能不断保持这种精神，牢记初心，谨记使命，创新进取，去做广大人民健康的守护者，让人民健康、快乐，让我们的国家顺遂发展、稳定富强。

是为序。

2024 年 8 月 22 日

自序

十年前，我从四川大学华西医院来到四川省德阳市履新德阳市人民医院院长，现任医院党委书记，从一名专业技术人员转型成了管理人员。在带领全院职工继续奋斗的十年中，我们面临着一个个挑战与机遇：全国三级公立医院绩效考核、临床重点专科和区域医疗中心的创建、患者对优质医疗服务的期待与需求等。虽然困难众多，但是我信奉日拱一卒的努力哲学，最终我们如愿以偿，收获了喜悦与成就。

十年间，我在不断地回顾和总结，我坚信未来的医院不仅仅是诊疗疾病的场所，更是一个关注患者身心健康并提供全方位服务的温馨家园。我致力于推动医院服务模式的创新，从患者的角度出发，优化就医流程，提升服务质量，改善就医环境。我深知"一年发展靠运气，十年发展靠制度，百年传承靠文化"的企业发展精髓，不断思考如何进一步强化医院团队建设，打造一支高素质、专业化的医疗团队，争取做到文化引领。十年间，我们提出了一系列创新性的理念和实践方法，例如专病中心、多学科协作诊疗、急救大平台、"Mayday"，并向航空业学习管理、细分专业、学科融合等。这些原本只在我脑海中存在的想法，在德阳市人民医院每一名职工的努力奋斗下，已然全部成为现实！

在这本书中，我不仅记录了我自己的感悟和心态变化，还分享了医院管理的许多经典案例和实践总结。书中的每个故事都是真人真事，每当我拿起翻看，一幕幕难忘的场景还会像影视片一样一帧一帧地浮现在我的眼前。我详细记录了我们医院领导班子做出重大决定和擘画医院发展蓝图的初衷以及落地过程，希望这些经验和思考能够对这本书的读者有所启发和帮助，也期待我们共同探讨医疗行业未来的发展之路。

在医院发展的道路上，我们一直在摸着石头过河。这本书不仅仅是对我们过去工作的总结，更是对未来的一种期许和展望。在未来的日子里，我将与医院的同仁们继续努力，不断探索和创新，为患者提供更加优质、更加便捷的医疗服务！我会持续关注医疗行业的最新动态和趋势，为医院的未来发展制订更加科学、更加合理的战略规划。

最后，我要感谢所有为此书付出和提供过努力与帮助的人——包括我的同事们、合作伙伴、编辑团队，以及曹泽毅教授，是你们的支持和帮助，让这本书得以顺利出版。同时，我也希望这本书能够成为一座桥梁，连接起我们与正在阅读此书的您，让您静静地品味，感受这家医院的温馨，与我们共同期待更美好的未来！

2024 年 9 月 3 日

目录

多发创伤等一系列高度依赖抢救及时性的疾病的发病率呈逐年上升趋势。医护人员必须时刻保持警惕，严格管控时间节点，让患者在最短治疗时间窗内得到最有效的治疗，才能最大程度降低死亡率和致残率。

者和家属十分"淘神"的事情。德阳版"五代医院"的规划、设计、建设，乃至运营，全面贯彻了"以患者为中心"的理念，患者及家属能在这里"淘"最少的"神"办所有的事。

6. 数字化的智慧医院

智慧医院是什么？2019 年，国家卫生健康委首次给出了一个明确的标准定义：智慧医院 = 智慧医疗 + 智慧管理 + 智慧服务。虽然这个定义看上去很简单，但这个等式囊括了医疗形态、运行管理和患者服务等方方面面的内容。

第一章

让医院回归『本我』

对于一家三级甲等综合医院，虽然临床部门从某种意义上来讲，可以看成是若干个医疗组的叠加，但这种叠加不是简单的加法，而是一种几何级数的放大。

2014 年 12 月 24 日，一个普通的星期三，我来到四川省德阳市，正式担任德阳市人民医院的院长，它是当时德阳市唯一的三级甲等综合医院。

一个多月前刚接到任命的时候，我感觉很是激动，甚至有那么一刻，心中油然升起一种"指点江山""挥斥方遒"的豪迈。毕竟自己刚过"不惑之年"，学医从医加起来超过三十年，无论是从年龄阶段、个人精力，还是从专业知识、经验积累来说，都正是想干事、能干事的阶段，况且自己心里也有一点小小的"野心"。

但短暂的兴奋很快被忐忑所取代。我的经历其实非常单纯，过去的经验仅仅局限于自己擅长的肝胆胰外科专业领域，担任过的最高职务不过就是个医疗组长，管着一个医疗组和十几张病床，从未有过管理一家综合性医院的经验。**而对于一家三级甲等综合医院，虽然临床部门从某种意义上来讲，可以看成是若干个医疗组的叠加，但这种叠加不是简单的加法，而是一种几何级数的放大。**除此之外，还有党务、行政、后勤等一大摊子事务，可谓相当繁杂。

如何才能成为一名称职的、合格的院长？如何才能尽快实现从一个医疗组长到一家三级甲等综合医院院长的嬗变？如何才能上不负组织信任，下实现自己"干一番事业"的豪情壮志？怀揣着一纸任命书，我特意登门拜访了我的博士生导师——华西医院何生教授。

"麦刚，恭喜你履新！"刚一见面，何生教授就微笑着对我说。

"谢谢何老师！不过说实话，我觉得压力很大。"几句寒暄之后，我坦率地向何老师道出了自己的顾虑，"很快就要过去报到上任了，可我现在确实还不知道应该从哪儿着手、工作应该怎么开展，所以我很想听听老师您的建议。"

何老师浅浅地抿了一口茶，然后带着一丝笑意说："我很理解你，无论是谁接受这个挑战可能都会有些无所适从。但是你要有信心，能选派你去首先就是对你能力的肯定。你是一个好学、会思考的人，后面你只要继续保持这样，不断去学习、思考，然后利用学习、思考所得去指导行动，一定能逐渐上道。"

我点点头。随后何老师一下收起笑容，很严肃地问道："那我问你，你觉得医疗的核心是什么？"

"质量和安全，这是毋庸置疑的。"

"是的。无论是在国外还是国内，也无论是在华西还是在你将上任的这家医院，医疗的核心就是质量和安全。抓住这个本质，你就能从中入手去发现问题、解决问题了。"

何老师的这番话让我茅塞顿开。作为一个医疗组长，我要对我管的这十几个病人的安全和满意度负责，要对医疗组的医疗质量负责，还要对医疗组成员的绩效、成长负责。把这些责任放大，其实就是一名院长对全院病人、全院职工应该履行的职责。操的盘变得更大、更全面了，但本质的确是相通的。

就要去当院长了，那么"医院"究竟是什么？在与何老师交谈以后，我开始思考这个问题。我突然发现，尽管自己常年待在"医院"这个圈子当中，但猛然间却有种"不识庐山真面目"的感觉，一时间竟难以对"医院"作出一个定义。

在医而不知医的，我相信绝不止我一个，这在我们的医学教育中是缺失的一环。医学历史和社会通识教育的缺位是值得我们深刻反省的问题，这些看似不重要的，与治疗、手术、康复似乎没有直接联系的"软知识"，也许正是拉开医院、医生发展差距的根本原因之一。

惶惶然中，我赶紧挤出些时间，翻开以前的讲义，上网查询相关资料，希望搞明白究竟什么是"医院"。

1. 医院是人道关怀的产物

无论中外，早期的医院都是供人避难、休养的场所，是人道关怀的产物，它的功能是为人们提供健康服务。但在当下，这一本质在一定程度上被淡化，甚至忽视。这个问题亟待医者正视，我们应尽最大努力让医疗行为回归医院的本质。

"医院"一词的英文"hospital"来自拉丁文，原意为"客人"。为什么是"客人"呢？因为在西方，医疗建筑一开始设立时，是供人避难用的，还备有休息间，其主要目的是使来者舒适，有招待意图，后来才逐渐成为满足人类医疗需求的场所。

原始社会后期开始出现社会分工，促使了"医师"这一职业的诞生，为医疗场所的出现奠定了基础。而在此之前的原始社会，老百姓生病普遍求助于巫医，巫医行巫术、宗教仪式来驱赶病魔，具有浓厚的迷信色彩。

医院的起源可以追溯至奴隶制时代，人类史上第一所"医院"的雏形，或者说具有这个功能的机构、组织、场所，出现在中国。

据中国古代历史文献汇编《逸周书》的《逸周书·王会解》中记载，公元前11世纪初的周成王成周大会上，参与者甚众，分列于墠上、堂下，而"诸侯之有疾病者，阼阶之南"。同时，还设立了专门场所，"为诸侯有疾病者之医药所居"。从其功能来看，类似一个临时的医疗站或诊所，应该算是医院或急救医疗场所的一个雏形。

作为春秋时期法家代表人物的管仲，拥护周天子，"挟天子以令诸侯"，同时与各诸侯国会盟，实现了"九合诸侯，一匡天下"。他在推行其政治、外交政策的同时，还提出了九条惠民的政策，即"九惠之教"，其中一条便是"养疾"。为此，他在齐国首都临淄建立了"养病院"，专门收容聋、盲、跛、躄等病人，让这些病人能集中疗养。

此后的西汉时期，我国黄河一带瘟疫流行，民生艰难。为遏制瘟疫、救助黎民，汉武帝刘彻命人在黄河一带疫区分设医治场所，专门收容染上瘟疫的百姓，将他们与家人、邻居分开，并配备医生和药物，免费为他们治病。这也是我读到过的对于隔离治疗场所最早的记载了。

再往后，宋代也出现了许多由政府兴办的慈善机构，诸如福田院、广惠坊、安养坊、安乐坊等等，这些机构也具备一定的医疗功能，在收容流民、救济民众的同时，也会为身患疾病的老百姓作一些简单治疗。

南宋时期中州（今河南）人刘震孙，因诗作和书法在当时小有名气，曾历任知县、知州。景定二年（1261年），被提举江东常平，官至宗正少卿兼中书舍人。他本是一介文人，却颇具悲天悯人的情怀，他在广东建立了"寿安院"。

"对辟十室，可容十人，男东女西，界限有别""诊必工，药必良，食必精，烹煎责两童……"寿安院不仅实行男女分开看诊，而且用于看诊的房间相互独立，与我们现在医院门诊的设置极为相似。寿安院还有人专门为病人煎制药物。病人治疗好后，寿安院会资助钱财帮助其回家；病人不幸去世，寿安院会予以安葬善后。这一系列做法，让寿安院成为了史料记载中第一家既讲科学又讲人性的出色的慈善救济机构。

欧洲最早的医院组织为基督教妇人建于罗马的医疗所，晚于我国5个多世纪。古希腊的阿斯克勒庇俄斯神庙被认为是西方医院的源头。从现在的角度看，这个神庙其实更像疗养院：它的环境十分优美，为前来求医的民众提供洁净的"圣水"、丰富的饮食、舒适的温泉等，病人还能在庙里留宿。而最神奇的要属神庙的"睡眠疗法"——医师会通过病人的梦来解读治疗方案，给病人施以心理暗示和草药治疗，痊愈率竟然非常高，这可能是史上最早的"安慰剂"疗法。

公元前4世纪，古希腊出现了一位天才医生——希波克拉底，他被称为"西方医学之父"。"希波克拉底誓言"是欧洲医生千百年来入行必须宣读的誓言，体现了古希腊医学伦理的核心原则，包括对传授医术者的尊敬、对患者的责任感、对医疗行为的道德约束以及对医疗秘密的保护即对病人隐私的保护，这些都对现代医学产生了极其深远的影响。

继希波克拉底之后，在公元2世纪出现了另一位深刻影响西方医学的人——盖伦。盖伦本是希腊人，在古罗马人占领希腊后便到罗马行医。他以希波克拉底为榜样，积累了大量医学经验和临床观察材料，写出了83本医学著作。

虽然盖伦时期罗马还没有对公众开放的医院，但仰仗武力的强国罗马帝国已经建立起了军事医院，它们是一些简易的战地木板房，专门为士兵进行治疗。随后基督教兴起，根据教义，每名主教都要在自己家里留一间"客房"，用来作为旅人、流浪者、穷病之人的庇护所。正是在这个时期，"医院"一词出现了，它被称作"hospital""hospice""hotel"或者"hostel"，全部源于拉丁文"hospitium"一词，意为"旅客住宿处、收容所、济贫院"。它们与其说是医院，不如说是带有浓厚宗教性质的慈善机构，主要目的不是治病，而是宣扬宗教精神。公元1世纪，罗马经历了一场大瘟疫，这促使富裕的基督教人士模仿主教建立收容所，但由于当时基督教并非正统，这样的机构受到了政府的打压。直到公元313年《米兰敕令》颁布，基督教一跃成为罗马国教，"医院"才得以伴随基督教在欧洲推广开来。这也是医院发展史上的"第一代医院"。

回顾"医院"诞生的历史不难发现，医院出现的本质是为了实施人道的庇护，收容治疗疾恙残缺的躯体，关怀慰藉焦虑不安的心灵。

7世纪至9世纪，阿拉伯医学迎来了辉煌。阿拉伯医院在欧洲教会医院的影响下陆续建立起来，被称为"bimaristan"。最令人印象深刻的是，这些医院能抛弃偏见，不论病人的种族、信仰、地位、贫富状况，都进行收治，并且提供免费治疗。这些医院还兼具教学功能，可以说是现代教学医院的雏形。

在 12 世纪至 15 世纪的欧洲，麻风病、黑死病的流行和十字军东征催生了一大批教会医院，这些医院主要为隔离医院和战地医院。据估计，在 13 世纪 50 年代，欧洲的麻风病院大约有 19 000 座，占欧洲医院总数的四分之一。然而，它们中的大部分随着麻风病的逐渐消失而消失了，保留下来的只是少数。这一时期的医院被视作医院发展历史上的"第二代医院"，它们的规模普遍很小，由修女、牧师、骑士担任医生和护士，沿用的是希波克拉底和盖伦的那一套古典医学理论，并且长时间没有重大医学技术突破。在当时，医院并没有分科，病人不论患什么病都被收治在一个大厅内，没有单独的病房，这导致病人的死亡率极高，因为院内感染实在太过普遍了。修道院医院内的卫生状况也堪忧，同一张床会先后收治不同的病人，并且不换洗床单，医生和修女也从不采取消毒措施，甚至一套黑色长袍能穿很久都不换，据说修女都要戴上喷过香水的口罩以遮挡医院中的熏天臭气。这一时期的医院几乎成了穷人的等死之地，中产阶级及以上的阶层从不去医院，而是由医生上门治疗。医院俨然成为死亡的代名词，被冠以"死亡之屋"的称号，这种情形在欧美的部分地区甚至持续到了 20 世纪。

一切在文艺复兴时期开始有了转折。在这一时期，人性得到了充分的讴歌，解放人性、追求幸福成为人们的口号。在这种氛围的熏陶下，更多人敢于挑战权威，并冲破宗教的束缚开展科学研究。达·芬奇绘制的许多精美的人体解剖图被后世医生视为教学珍宝。比利时医生维萨里在 1543 年写出了解剖学巨著《人体的构造》，从而使解剖学这门基础医学步入了正轨，并对外科发展起到了奠基作用。被称为"现代外科医学之父"的法国医生安布鲁瓦兹·帕雷，不仅将《人体的构造》翻译成法文，从而向更多法国同行们传递了最前沿的科学知识，还吸引了更多人从事外科医生这一职业。他还在外科治疗上进行了一系列根本性改革，破除了几百年来西方外科学带有迷信色彩的粗暴治疗手段，使病人受到合乎人道的治疗，将外科治疗提高到科学的基础上。

伴随着资本主义的发展，为了获得更多原材料，掠夺更多财富，西方国家开始了大航海运动，在殖民过程中也将西方医院的形制带到了世界各地。中国也在这一时期初次受到影响。据记载，澳门区主教贾尼路（D. Belchior Carneiro）于 1569 年在中国澳门创办仁慈堂，设立了圣拉斐尔医院，这是外国人在中国境内创办的第一所西医教会医院。

1860 年，南丁格尔在英国圣托马斯医院建立了世界上第一所正规护士学校，这所学校的成立标志着护理教育的现代化，不仅将护理视为一个科学领域，而且确立了一种非宗教性质的教育模式。南丁格尔对学校的运营和管理有严格的规定，亲自制订了课程设置和实习计划，开创了现代护理专业的先河。今天，人们以南丁格尔的生日 5 月 12 日作为国际护士节，以纪念她对现代护理事业的贡献。

1857 年，法国生理学家路易斯·巴斯德证明了乳酸发酵是由微生物所致，并推测正是微生物导致了疾病。基于巴斯德的推测，英国外科医生约瑟夫·李斯特认为，伤口是被空气中的微生物感染而化脓的，因此他开始尝试对病人和手术材料消毒，成了第一个将细菌致病原理应用于防止手术部位感染的人。此后，整个外科界都接受了消毒方法。而随着麻醉剂乙醚的使用，外科手术终于具备了跃进发展的条件，使得许多以前因疼痛、感染、出血问题无法进行的大手术成为可能。至此，医院进入了"第三代医院"阶段，即大型现代医院。医院在诊疗方法上逐步走向规范化，已形成专业分工（但分工尚不细）、医护分工、医技分工和集体协作的格局。

19 世纪 70 年代，人类文明经历了第二次工业革命，自然科学，尤其是物理、化学、生物学发展进入了新纪元，也推动了一大批医院的建立，医学技术的发展迎来了许多关键节点。

20 世纪 30 至 40 年代，第二次世界大战期间，血液的成分分离、冰冻、抗凝、灭菌技术逐渐成熟，这为大手术的施行，如器官移植、危重产妇救治等提供了保障。输血技术的成熟、外科技术安全系数的提高以及护理服务体系的建立，使医院的医疗质量显著提高，病死率大幅下降。

第二次世界大战结束后，随着医学科学和医疗诊断、治疗技术的快速发展，医院逐步出现专科的分化，一些大型综合医院的二级临床科室已达到二三十个之多，各个科室按照内外科、医技科室纵向分布——这一时期的医院已经进入"第四代医院"的时代，即大型综合性竖向发展的现代医院。

目前，世界上绝大多数医院都属于第四代医院。在第四代医院中，各学科高度分工，高科技设备和技术被广泛应用，医院功能也更加多元化，从以前单纯的治病救人，变成了集医疗、预防、康复、科研、医学教育为一体，运行模式从粗放管理转向精细化管理。第四代医院相较于第一至第三代医院更加井然有序，病人能够得到很好的分流，就医效率得到有效改善。

这正应了世界卫生组织对医院的定义："医院是社会和医学系统中一个完整的组织，它的功能是为人们提供完善的健康服务，包括医疗和预防两个方面以及从门诊延伸到家庭的医疗服务。医院也是培训医务人员和研究医学科学的中心。"

在漫长的发展进程中，西方医学开始逐渐进入中国。

十三世纪中叶，历经多年西征后班师回朝的元朝军队，不仅带回了胜利的捷报，也带回了当时十分先进的阿拉伯医学。元世祖中统年间（1260—1264年），著名的回回医生爱薛建议设西域星历、医药专署，并受元世祖之命，"掌西域星历、医药二司事"。元七年（1270年），西域医药司改为广惠司。据《元史》记载，广惠司负责修制御用回回药物；负责用回回药物为诸宿卫士治病，特别是为回回人组成的侍卫部队治病；负责用回回药物救济在京的孤寒贫民。

1292年，元朝又建立了回族医药的药物院，这也是一家阿拉伯式的医院，也是我国最早的西医院和西药房。

清嘉庆二十五年（1820年），一部分中国人就能接受近代西医的治疗了。最早把近代医学引入大清国的，是英国传教士罗伯特·马礼逊（Robert Morrison）。他于1820年在澳门开办了一个诊所。在这个诊所中，有毕业于伦敦医学院的医生，也有中医医师，可以说这是中国最早的中西医结合诊所。此诊所施医赠药、加惠贫苦，因而求医者众，医疗资源日渐不足。

中国的现代医院始于第三代医院，即大型综合性现代医院。

在此期间建立的第一家医院是由美国人彼得·伯驾于1835年在广州建立的，它成为后来中山大学附属第二医院的前身。著名的协和医院、华西医院、齐鲁医院、湘雅医院等大型医院都是西医医院。

经过一个多世纪的发展，西医最终在中国的医疗体系中占据了主导地位，西医院成为中国医疗卫生事业的重要载体。

追溯起来，从中华人民共和国成立到21世纪20年代初期，我国医院的建设发展大致经历了四个阶段。

第一阶段是中华人民共和国成立初期至20世纪80年代改革开放前期。这一时期，面对着医疗卫生事业底子薄、人员少、力量弱等现实情况，加上传染病肆虐、婴幼儿死亡率偏高、人均寿命偏低等一系列社会矛盾，当时医院建设发展的核心思路和工作目的非常单纯和急迫，就是想尽一切办法、利用一切手段、通过各种方式，尽快地让人民群众有地方看病。由于这项任务所涉及的地区人群数量十分庞大，不少地方甚至完全是白手起家，因此工作量巨大，这一时期的医院建设花费了非常多的时间、精力和社会资源。

在这一时期，我国主要依赖于发挥社会主义的制度优势，以计划经济的模式，通过政府主导规划来建设预防和治疗相结合的医疗卫生服务体系，向广大人民群众提供福利性质的基本医疗服务。

在此期间，中华人民共和国成立前已经存在的医院被收归国有，一部分解放军野战医院转为地方医院。至1965年，我国的城市公立医院体系基本构建完成。1965年至1978年则主要对乡村医疗体系进行建设，在此期间初步形成了覆盖城乡的医疗卫生网。经过几十年的建设，人民群众的基本医疗卫生需求得以满足，传染病的高发态势得到了有效遏制，婴幼儿死亡率大幅度下降，人均寿命显著提高。

虽然在这个过程中，公立医院成了我国医疗卫生服务体系的中坚力量，但由于我国对医院实行的是计划经济管理模式，公立医院都被政府"包起来、养起来"，虽然其公益性得到了最大化的彰显，但大家吃的是大锅饭，医院发展逐渐遇到困难。

为了解决高度计划性的资源配置模式下医院发展动力不足、活力不够、不能满足多元化医疗健康服务需求的弊端，1979年，国家尝试运用经济手段管理卫生事业，医院开始有了自己的关键绩效指标（KPI）。

由此开始到20世纪末，我国的医院建设发展进入到第二个阶段。在这个阶段，医院的工作核心转移到"以治病为中心"上，更加注重质量、安全和效率，医院间相互竞争的机制得以建立和完善，政府对公立医院的投入开始有所降低。同时，公立医院的人事、运营、收支等管理权限逐步被下放给医院。公立医院的收费制度开始改革，政府不再对公立医院实行全额补助，鼓励医院"自负盈亏"。这也促使公立医院开始市场化转型，即"医院企业化运营"，极大地提高了医院的创收积极性，医院的综合实力也得到加强。同时，随着办医主体的放开，多种所有制形式的医疗机构并存的格局开始出现并日渐蓬勃。

从21世纪初到21世纪20年代，我国医院的建设发展进入到以调整公立医院运行机制为核心的第三个发展阶段。在这一时期，公立医院开始从"以治病为中心"向"以病人为中心"转变，在更加突出社会效益的同时，通过从顶层重新对医院的管理、运行、服务等工作理念、模式、目标进行规划设计，来谋求医院建设发展的效益最大化，基本解决了医院发展无序化的问题，调整和规范了公立医院的运行，强化了医院的管理和服务，初步缓解了一度困扰广大群众的"看病难""看病贵"问题。

从21世纪20年代开始，我国医院的建设发展进入了全新的第四个阶段，也就是追求可持续的高质量发展阶段。公立医院的办医理念开始从"以病人为中心"向"以人民健康为中心"转变，以期实现人民健康需求与医疗服务供给的均衡发展。

重温历史其实不难发现，虽然与医学的发展相伴相生，但医院并非医学发展的结果，而是人道主义关怀的产物，并且自诞生之初，就一直跟慈善、关怀联系在一起。唐代医学家孙思邈在《千金要方》中开宗明义地指出"大医精诚"，后世医者们也纷纷用实际行动，在不同平台实践"大医精诚"的理论。世人评价医生也是用"医德"和"仁心"两个词。

不论东西方，在医疗技术不发达的古代，建立"医院"与其说是为了治病，不如说是提供一个场所，是给无家可归、年老体衰、穷困潦倒、疾病缠身之人提供一个可以停靠的"心灵驿站"，让他们觉得自己还有一个归宿，这本身就提供了极大的"情绪价值"。而后西方对医院更冠以宗教的性质，神职人员面对无法治愈的病人会为他们祷告，给予他们心灵上的慰藉，教会医院中甚至有给病人使用的祷告室，这不失为一种宗教国度特有的人文关怀。

这一点尤其重要，医院不是以盈利为目的的场所，它的公益性应该永远放在第一位，医院的医疗组织、运行管理、后勤服务等一切工作都必须坚持"以患者为中心"，以患者的需要为出发点。这是自古以来形成的优良价值观，不应被世人忘记。尤其是在当下，这一价值观对每一个从事医学事业，甚至与之相关行业的人来说，都具有相当重要的现实意义。

这让我不由得想起现在许多医院不能令人满意的地方——布局拥挤、卫生间脏臭、消毒水味弥漫、建筑色调阴暗、医生态度傲慢……虽然现代医疗技术已经达到古人无法企及的地步，然而论对病人的关怀之心，我认为今人是比不上古人的，这是作为医者应该正视的问题，应思考如何尽最大努力回归初心。

2. 回归"以患者为中心"需要从内到外

随着医学技术的不断发展以及各种新设备、新器械的出现和使用，患者在某种程度上被逐渐"物化"了，在医生眼中成了一个"物件"。医院必须尽快回归人道主义关怀的"本我"，必须让我们的医生重新深刻认识到，关怀患者才是我们一切医疗行为的根本和出发点。

虽然医院并非医学发展的结果，但却与医学的发展相伴相生。纵观历史，医学上每一次新的、重大的发现和进步，都很快在实践中得以运用，并且推动医院逐渐实现阶梯式的质变。

在医学和医院的发展历史中，这样的里程碑式事件不胜枚举。

公元前4世纪，天才医生希波克拉底将带有迷信色彩和以安慰疗法为主的原始医学，转型为了重视对病人的观察、寻究病因对症治疗的临床医学，对现代医学产生了极其深远的影响。

7世纪至9世纪，阿拉伯人通过无数次的试验，建立了一些化学基本原则，发现了许多对人类有用的物质和医疗上有用的化合物，还设计并改进了很多实验操作方法，如蒸馏、升华、结晶、过滤等，这些都大大丰富了制造药物制剂的方法，并促进了药房事业的发展。

在中世纪的欧洲，外科医生是由理发师兼任的，这些人被称为"外科医生理发师"。之所以由理发师来兼任外科医生，是因为当时人们受到宗教的影响，认为处理肮脏的创口、化脓的肿物和破损的组织这些东西令人不齿，因此将这些工作更多地交给理发师来做。这些"外科医生理发师"的地位很低，和工匠差不多，能做的医疗处理也仅限于身体外部的疾病，以及施行放血治疗。尽管他们的社会地位不高，但他们的工作对于外科手术的持续进行至关重要。他们提供了一种服务，使得外科手术得以在社会接受度较低的时期继续进行。

1540 年，英国"理发师、外科医生联合会"设计了红蓝白相间的标识，作为从业人员理发、行医的标志，其中红色代表动脉，蓝色代表静脉，白色代表绷带。现在许多理发店大门上红蓝白相间的旋转滚筒就是这一历史的遗留之物。这也让作为外科医生的我，每每在路过理发店时，心中都不禁油然生出一抹敬畏之情。

17 世纪，作为现代生理学奠基的血液循环理论诞生，第一次将人体的血液流动归功于心脏收缩的机械原因，一举扭转了中世纪教士运用神学理论随意解释医学的传统。而同一时期，列文虎克改良的光学显微镜使人们观察到了毛细血管、血细胞和精子，对细胞组织学的发展功不可没。

19 世纪初，法国医生何内·雷奈克从街边孩童的游戏中得到启发，发明了听诊器，帮助西医摒弃了旧的体液学说，得以将特定的疾病与尸检中发现的特定损伤的证据联系起来。

19 世纪中期，随着麻醉剂乙醚的使用，外科手术终于具备了跃进发展的条件，使得许多以前因患者疼痛、感染、出血问题无法进行的大手术成为可能。

19世纪后期，热压消毒器消毒技术的发现和应用，使外科自此真正进入无菌时代。

20世纪上半叶，磺胺类、青霉素等抗菌药物的相继出现，意味着千百年来人类终于在治愈疾病上有了科学、有效的药物途径。

……

你看，新进的发展，仅仅用了两百年，其成果多于之前好几百年的总和。这股变革的力量源自医生对治愈病患的渴望，也获益于社会环境的许可、科学仪器的发明。这一历程导致医院专业化程度大大提高了，分工越来越细，医院从物理结构到救治能力，都有了很大的跃升。

20世纪70年代至20世纪末，CT、磁共振等一系列重要诊断仪器的出现，以及医学实验室的快速发展，使得医学检查和诊断变得更加精密，大大提高了诊断的准确性和科学性。但这些变化在终结医生凭借主观经验诊断的时代的同时，也使得医生对诊断仪器设备和医学实验产生了极大的依赖。医院成为技术聚集地和现代化仪器的聚集地，医疗成为了一种紧缺的社会资源。同时，患者在某种程度上被逐渐"物化"了，医生看病人的眼神好像是在打量一个"物件"，对仪器检查和医学实验结果的重视远甚于对病人本身的关注，一些医院、医生甚至存在较为突出的

"重科研、轻临床"的现象。面对患者，医生心里想的都是深奥神秘的专业术语与治疗路径，留下病人在那尴尬地揣测医生的心思。在医院，不时会听到患者抱怨："还是以前的望闻问切好！现在动不动就让人去做检查，我们多说几句话医生都不耐烦。"

很明显，医学、医院的本质开始出现了偏差。科技真是把双刃剑。医院无法给患者良好的心理关怀，即便技术再强大，也是得不到患者认可的，这是我们一定要警惕的现象。

医生掌握着丰富的医学知识，因此相对于普通患者来说，他们始终是"强势"的一方，我想这大概是许多医生傲慢态度的来源。但事实上，**如果我们对医学的认识不是基于病人本身，而是被孤立、片面、不完整的局部知识所禁锢，盲目、固执地坚持以往的固有经验，医院及医生不仅无法为大多数病人提供有效的治疗，甚至还有可能起到反作用。**盖伦的案例就印证了这个问题的存在。公元 2 世纪，继希波克拉底后，出现了另一位深刻影响西方医学的人——盖伦。前文提到，盖伦本是希腊人，在古罗马人占领希腊后便到罗马行医，他医术高超，以希波克拉底为榜样，积累了大量医学经验和临床观察材料，写出了 83 本医学著作，成为学术大咖。然而，他的一个致命的思维错误是将"实验医学"置于"理性思考"之后，认为解剖认识应该用于证实主观推断，因此他毫不犹豫地将动物的解剖结果完全应用于人，虽然他正确地推出了部分结论，但在血液循环等人体解剖学知识上的结论却大多是错误的。这样的医学思想在盖伦成为医学权威后禁锢了人们的思想长达千年，成为后世西方医学发展缓慢的重要原因。

医学、医院的发展历史在讲述辉煌的同时，也用这些血泪和教训给后人敲响了警钟。作为医生，面对患者切不可以自己为权威而倨傲不恭，而应以最大的耐心倾听患者的陈述。作为医生，更要常葆对生命的敬畏之心，终生学习，更新自己的知识库，而非仅凭经验或者过度依赖机器进行诊断。

2014 年年底，我离开熟悉的华西医院，赴德阳上任。在报到的同时，我也将自己的人事档案从华西医院转入当地。当时主管这家医院人事工作的纪委书记对我这个做法有些惊讶，甚至还关切地提醒我，人事档案转过来以后，我在人事上和华西医院可就没有一点关系了。

其实我很清楚这一点，之所以选择这样做，就是想"破釜沉舟"，希望用这种方式来激励、提醒、督促自己，让自己扎根德阳，潜心做好医院的管理、经营和发展。

离开了工作十几年的地方，来到德阳开启新的职业旅途，我感到前所未有的新鲜。尤其是 2015 年年初刚赴任的那段时间，工作之余我常常在旌湖边、石刻公园、文庙广场，甚至郊区农田、二重厂工业园区走走看看，一边培养着与这座城市的"默契"，一边思考着医院的未来。

德阳这个地方，在外省或许是不大出名的。全国有二十几个以"阳"字命名的地级市，放在这些城市中，德阳可能很快就被

"淹没"了。但提起"三星堆""剑南春""东方电气""绵竹年画",大部分人肯定有所耳闻,它们算是德阳的一张张名片。我生长于四川,对这些早已耳熟能详,由此对这座紧邻成都的小城有着独特的好感。

德阳是一座既古老又年轻的城市,这里是古蜀文明的发源地,坐落于德阳广汉市的三星堆无疑是最好的证明。新博物馆现已经投入使用,这座科技感十足的博物馆可谓将三星堆文明的诡谲之震撼发挥到了极致。德阳也是三国文化的重要见证地,白马关(蜀道五关最后一关)景区内的庞统祠、点将台、八卦古战场等三国遗踪,无一不在诉说着这片地域的精彩历史。"德阳"这一地名于唐朝最早出现,一直沿用至今。

德阳市中心还有一处比较有名的文化遗址,就是我前文提到过的"文庙广场",更正式点的说法是"德阳孔庙"或"德阳文庙"。它始建于南宋,是中国西南最大的孔子庙,与曲阜孔庙、北京孔庙并称为"中国三大孔庙"。改革开放以后,德阳文庙很快按照清代格局和礼制恢复了祭孔仪式和祭孔乐舞表演,堪称德阳地方文化的一大亮点。这几年中秋和国庆期间,文庙还举办了热闹非凡的庙会,我们医院很多工作人员都参与其中,穿上汉服在朋友圈打卡拍照,这样浓郁的节日氛围令我备受感染,不觉也对这里多了一份归属感。

那又何谓年轻?大家可能更想不到,作为一个因三线建设成立的地级市(四川省第一个由县升格的地级市),德阳市从1983年建市至今只有不过四十年的时间,年纪还没有我大。德阳所辖的旌阳区、罗江区、中江县以及代管的广汉市、什邡市、绵竹市三个县级市，也是因为建市才得以整合为一个行政区，原来的"德阳县"只包括现今的旌阳区，这也是德阳别名"旌城"的由来。然而，即便扩大了辖区，约6 000平方千米的面积和350万的人口使得德阳在约48万平方千米和8 000万人口的四川省来说仍然算一个小城市。不过，城市虽小，体量却不小。德阳因三线建设而立城，是这期间涌现出来的三十多个新兴工业城市之一。德阳重工业发达，是中国最大的重型机械和动力设备研发制造基地，是全国唯一的"联合国清洁技术与再生能源装备制造业国际示范城市"。中国二重、东方汽轮机、东方电机、宏华石油等行业龙头落脚于此，其余的装备制造业企业更是数不胜数，它们为中国的航空、交通、能源事业做出了积极贡献，三峡工程、C919客机等国之大器的筑成，都离不开"德阳制造"的功劳。

得益于三线建设的带动以及得天独厚的地理位置，德阳在经济上的表现很不错，近年来GDP一直稳居四川省前列，人均GDP也保持在前三。德阳又受四川独特的休闲文化浸染，客观上来讲也没有那么"卷"，因而这里的人们安逸自洽、爽朗诙谐，身上带着一股泼辣和乐观劲儿。我想，这也许是巴蜀人共享的"可爱基因"吧！这里还流传着一句玩笑话："没有什么烦恼是一顿火锅解决不了的，如果有，那就吃两顿。"虽然我作为一名肝胆胰外科医生，从医学角度不提倡大家这么做，但作为一个有血有肉的好吃嘴，我又何尝不被这句话深深治愈呢。民以食为天，四川人民似乎很擅于用细水长流的日常琐碎，勾勒出回味无穷的生活画卷。

与融入这座城市，尝试做一个"德阳人"而获得的愉悦和快乐不同，作为这家医院的院长，我感受到的却是巨大的发展压力。

这种压力首先来源于城市之间和医院之间的激烈竞争。德阳是一座非常年轻的新兴工业城市，1983年才正式建市，它的建市得益于20世纪六七十年代国家的三线建设政策，多家大型重工业国企因此入驻德阳，从而大幅带动了当地经济社会的发展。我新任院长的这家公立医院成立于1943年，当时德阳还是一个县，它开始也是一个县医院，随着德阳的发展，在1984年才升格为市医院，到2003年又升级为三甲医院。

看上去德阳这座城市和这家医院的发展是一条上扬的曲线，但情况并非如此乐观。从地理位置上看，德阳位于成都和绵阳之间，像"三明治"一样被牢牢夹在中间，一南一北两个"庞然大物"所造成的"虹吸效应"可想而知，人才、资源都会向这两座城市倾斜。不管是德阳这座城市，还是我们这家医院，都是"在夹缝中求生存"。

德阳将自己定位为"成都现代化国际化北部新城"，医疗资源、医疗质量、医疗服务水平必须向成都看齐，才能符合未来的城市定位。患者如果在这里得不到理想的医疗服务，必然会流失。

而当时既有的医疗资源与这个定位极不匹配。2014年年底我上任时，这家医院是德阳唯一的一家三甲医院，德阳市也是全省唯一的一个只有一家三甲医院的城市，周边的绵阳有4家，成都则有20家。此外，当时德阳每千人口医疗卫生机构床位数是5.7张，而绵阳是6.8张，成都是8.8张，四川省平均值为5.96张——德阳的平均床位数甚至低于四川省平均水平。

地缘劣势、人口增长、资源吃紧，了解了这些客观因素后，我意识到医院发展面临着很大压力。

压力的另一个来源是这家医院的基础设施状况。在我任院长的几年前，我曾受邀来这里做过手术，当时对它的初印象就是"小而旧"，还十分喧闹。这主要是医院所处的位置导致的，它坐落于市区中心，位于城市主干道边，平时车流、人流量巨大，秩序比较混乱。医院被拘束在建筑面积不足10万平方米的狭小空间内，周边完全没有可供改造、扩建的空间。除了一栋2008年汶川大地震后新建的大楼外，其余建筑大多是20世纪90年代修建的，不论是外观、内饰还是设备，都散发着陈旧的气息。病房走廊加床、门诊患者摩肩接踵更是常态。无论是患者的就医感受，还是医护人员的工作环境，都是极不好的，很难想象这竟然是一家三甲医院。

就任后，通过进一步了解医院的经营状况我才知道，长久以来，医院都在超负荷运转，床位使用率当时已经逼近120%，而门急诊和住院人数还呈现不断上升的趋势。供需矛盾如此突出，我意识到如果不及时进行改善，任由这种情况继续下去，势必会带来医患矛盾、医疗安全事故、员工满意度下降等一系列重大问题。

这些问题当然也被我之前的医院管理者看到，但由于各自所处的时间背景、客观条件、技术水平等因素的影响和制约，他们只能将精力集中在解决当时最为核心的问题上。2003年，这家医院刚升格为三甲医院，此后的一段时间里，它的主要任务是不断规范管理水平和提升医疗护理质量，确保自己从一个名不见经传的地方医院又稳又快地在"三甲"的轨道内运行。经过十多年的发展，医院的管理和医疗水平在省内同级别医院中还算拿得出手了，在"三甲"行列站稳脚跟的初步使命已经完成。

这时，医院也有了一些进一步发展的思路，虽然稍显粗略，但方向明确：一是在场地、资源有限的情况下，尽可能提高医院的运转效率；二是想办法拓展医院的场地和医疗资源。我的前任管理者们已经做出了一些努力，例如在提高效率方面，开始实施择期手术模式，引入并逐渐推广微创技术；在拓展场地方面，根据医院和当地卫生健康主管部门的意见，德阳市委、市政府结合城市的发展需要，在城市北郊为医院划拨了20公顷土地。我到任的时候，新院区的初步规划、立项申报、床位增编等工作正在推进当中。

接下来我要做的，就是握着前任管理者传递过来的接力棒，快速有效推进解决迫在眉睫的问题，让医院走好未来的发展之路，走出自己的特色。怎样去改变它不如意的地方，又要如何去引导它向正确的方向发展进步，成了我赴德阳上任后一段时间里一直思考的问题。

2015 年 8 月，四川省卫生健康委组织省内三甲医院院长赴法国进行为期半个月的访问学习，我有幸作为其中的一员前往。

我们一行人首先参访的是法国新奥尔良大区医院，该院的行政院长彼得·卡斯特尔带大家参观并详细介绍了医院。

"我们现在位于门诊大厅入口前的广场，从这里能相对全面地观察医院的外貌。大家最直观的感受是不是整个医院的建筑体十分扁平？"卡斯特尔（化名）院长说，他们把这种呈扁平化横向发展的医院称为"五代医院"。

这是我第一次接触到"五代医院"这个概念，并有幸实地观察到它的与众不同——"五代医院"是一种新兴的、建筑呈扁平化、组织形态回归到以患者为中心的大型现代医院的形态。

"降低建筑高度，主要是出于对物流和人员流动效率的考虑。"卡斯特尔院长介绍说，过去在医院建设上一度追求往高往上发展，但那些楼层修得很高的医院，往往单层空间都相对狭小，各科室分布在哪些楼层也没有什么逻辑。这导致病人往往要等很长时间的电梯才能到达目的地，而且经常出现来回跑的情况，这已经成为患者就医的一个"痛点"。而且，这种高层建筑也很不方便进行物流运输，物流机器人根本施展不开拳脚，还得频繁搭乘电梯，占据宝贵的电梯空间，建设智慧物流体系的成本也更高昂。为此，20 世纪 90 年代，法国卫生部基于医院与医生的需求，联合法国多家著名建筑设计单位，与医疗机构的管理者们一起设计了新的医院建筑形态，也就是呈现在我们眼前的这种医疗建筑体。

我发现这个医院建筑很长，内部空间十分敞亮、通透，装潢设计甚至称得上时尚，大厅的屋顶很高，完全没有常规医院建筑的压迫感。整个医院的面积非常大，标识也十分醒目。

进入医院大厅，我们都被一个个正沿着轨道运行的小盒子吸引。"是不是很好奇这些小盒子？"卡斯特尔院长略带自豪地说，"这是我们的物流机器人，全院90%以上的物流运输都由它们完成。这些机器人可帮我们节省了不少人力成本，大大提高了医院的物流运输效率和质量。"

接下来参观的医技平台，是新奥尔良大区医院极富特色的区域之一，它的设计源于以患者为中心的理念。它在空间上的布局使医技资源可以被多个部门共享，使医技平台得到了最大程度的利用，形成了高效的诊断治疗技术支持系统。也正是得益于这个集约化平台，新奥尔良大区医院的日间手术占比很高，接近手术总量的40%。

医技平台参观完毕后，心血管中心主任莱昂（化名）以心血管中心为代表，向大家介绍了法国独具特色的大科室管理制度。

"什么叫大科室？就是把相关的科室整合起来，形成一个大部门，实质是资源共享，提高诊疗水平，既方便管理也方便患者就医。"莱昂介绍说，大科室管理制度最明显的优点就是在物理空间上方便了多学科协作，相关科室能一同为患者制订最佳的诊疗方案，处处体现"以患者为中心"的思想。

"我们总结出两条经验来科学划分大科室，第一是以患者为中心，合乎病理逻辑，医疗业务有较强的关联性；第二是要确保各个大科室资源消耗均等。什么意思呢？就是从病床数和医护人员数量来说，各个大科室是'势均力敌'的。遵照这两条经验，法国各家医院的大科室划分逐渐定型，形成了四种类别：按器官、按治疗人群、按服务类别和按医疗技术划分。"通过莱昂主任的讲解，我们进一步感受到大科室管理制度的优势，以及这种新模式背后"以患者为中心"的理念。

随后的几天，我们又拜访了法国另外几家"五代医院"，包括亚眠教学医院和利摩日区域医学中心等，对"五代医院"安全、质量、舒适、流程的宗旨有了更深的体会。

在考察、学习的过程中，我有幸结识了法国卫生部医院和医疗服务总局医疗评价专家、国际合作部主管丛汇泉（Cyril Cong）博士。曾在我国卫生部工作过二十余年的丛博士从法国"五代医院"的三大特征——以患者为中心、资源共享以及大科室和医院组合的组织变革入手，给我们讲述了法国第一家"五代医院"蓬皮杜医院以及亚眠教学医院等具体案例。他生动翔实地介绍了法国"五代医院"的设计理念，全面介绍了法国20年来医疗改革的核心理念——"以患者为中心，提供公平、有效、高质量的医疗服务"。

无论是"五代医院"的规划设计思路、建设模式，还是"以患者为中心"理念下的医疗组织形式，都正好契合了我内心让医院真正回归实施人道庇护、收容疾恙残缺躯体、慰藉焦虑不安心灵的"庇护所"的想法，这也使我对医院如何坚守"以患者为中心"的理念，以及如何实现高质量的发展有了一个清晰而明确的思路。德阳市委、市政府在城市北边为医院划拨的用于建设新医院的 20 公顷土地，让我有了去践行自己思路的可能。

在我的设想中，我们准备建设的新医院在设计建造上应该是按照患者需求导向设计出来的，从多栋耸立的楼群演变成"躺下来"的医院，人流和物流以水平运动为主，这可以大大缩短患者等候和乘坐电梯的时间，提升就医体验。在医疗组织上，它应该在多学科协作（multi-disciplinary team，MDT）的理念下对医院科室进行大幅度重组，大力推行 MDT 医学中心，用医技平台代替传统的门诊医技科室，最大限度地减少患者的误诊与误治，缩短患者治疗前的等待时间。

我的这些想法正好符合国家卫生计生委在 2015 年上半年印发的《进一步改善医疗服务行动计划》中提出的"优化诊室布局、设置醒目标识、提供便民设施、推行日间手术、加强急诊力量"等要求。这使我坚信我对医院未来发展的思路，以及建立在这个思路上的发展目标是正确的。

回国后，我用一周的时间认真整理、归纳总结了这次赴法国参访的资料，在院长办公会上向医院领导班子汇报了此次法国之行的学习成果，以及我对医院未来发展的思路，并把引入"五代医院"建筑布局、组织形式和管理模式的想法拿出来与大家讨论。

此后 10 年间，为了在城北新院区打造一座德阳版的"五代医院"，我和医院领导班子与全院医护人员、干部职工一道，在医院管理、人才培养、学科建设等方面，做了大量的准备与改革。

3. "破壁"行动

医院高度细化的专业分科，给就诊的患者带来了极大的困惑和迷茫。人是一种复杂的生物体，不能简单"分而治之"。我们探索打破传统学科划分和专业设置的壁垒，以多学科协作为基础，探索"大科室"建设，为患者提供疾病诊疗一站式服务。

在医院漫长的发展历史上，随着医学科学和医疗诊断与治疗技术的快速发展，医院逐步出现专科的分化，并按照内、外、儿、产、妇等不同的专业，分类分科组织开展医疗活动。在20世纪末期，第四代医院的建设发展几近顶峰，这时专业的分科也出现了前所未有的细化，一些大型综合医院的二级临床科室已达到二三十个之多。各学科高度分工，高科技设备和技术被广泛应用，医院功能也更加多元化，从以前单纯的治病救人，变成了集医疗、预防、康复、科研、医学教育为一体的"航母"，运行模式从粗放管理转向精细化管理。第四代医院相较于第一至第三代医院更加井然有序，病人能得到很好的分流，就医效率得到有效改善。

但这种专业细化的发展状况，也同时暴露出自身无法调和的诸多矛盾。由于经常接触和面对患者及其家属，我发现如此细化的专业给他们带来了极大的困惑和迷茫。面对林林总总上百个专业性极强的科室名称，不少患者一头雾水，不知所措。有些指征非常明显的疾病还好办，比如月经不调，直接去妇科看；如果牙齿痛，直接去口腔科看。但如果是肚子痛、头痛呢？找遍整个医院也找不到"腹科""头科"。究竟该挂哪个科，该找哪位医生检查？这成了困扰就诊患者的一大难题。

我不由得想起很多年以前偶然看到过的一则笑话——关公疗伤。说的是关公在一次作战中胳膊上被射中一箭，卫士连忙请来医生，但这位医生拿出剪刀剪掉露在胳膊外面的箭杆，然后就收拾准备走人。卫士连忙拦住他，让他想办法把箭头拔出来，不料这位医生回答说："我是外科的，那个活你去找内科。"

这则笑话虽然是杜撰的，但也道出了一个实实在在的道理：医院的服务对象是人，而人是一种复杂的生物体，不能简单"分而治之"。临床科室的专业细化固然有利于病人得到精准治疗，但又容易导致"铁路警察各管一段"的弊端，各个专业的思维及处理方式极易局限在自身的专业范围内。从这个角度考量，分科实际上不利于根治疾病。

反思医疗机构一度存在的"病人围着医生转"这一现象，不难发现，它实质上反映的是就医模式和就医流程的僵化。大多数医院都是门急诊一栋楼、住院部一栋楼、检查科室一栋楼，这种把各部门分割开来的设置是以管理、医生、流程为中心的，而不是以患者为中心的。

而且，世界上没有两棵相同的树木，也不会有两个生理、病理一模一样的人。同样是患感冒，有的人看一次医生，花十几块钱拿点药吃就好了，有的人则需要跑上跑下做很多检查才能确诊，甚至还有的人因此引起暴发性心肌炎，被直接送到抢救室抢救。疾病具有复杂性和变化性，是不能被"框"在标准化流程内的。

时代在发展，患者从"求医"转变为"就医"，对医院服务的要求提高了，医院的模式、流程必须要根据这一转变持续不断地改进，才能切实做到以患者为中心，实实在在为患者服务。"要得公道，打个颠倒"，这就要求我们要按照患者的需求，对医疗组织模式作出新的设计。

2015 年夏天，从法国考察学习回来以后，我在院长办公会上汇报了此次法国之行的学习成果，医院也定下了在城北新院区引入"五代医院"建筑布局、组织形式和管理模式的发展思路。德阳版的"五代医院"不仅仅是一座外观上"躺下来"的扁平医院，在医疗组织上，它将摒弃以往内外妇产儿的传统分科方式，在多学科协作的理念下对医院科室进行大幅度重组，大力推行 MDT 医学中心，以医技平台代替传统门诊医技科室，最大限度地减少患者的误诊与误治。

推行内外妇产儿不分科，提倡多学科诊疗，是出于人文关怀与患者体验这两方面的考虑。患者哪里不舒服，可以直接到相关的疾病中心，由医生判断如何转诊，并由来自多个学科的医生会诊，共同制订治疗方案，从而将病人看作一个整体，而非一个可以局部解剖的"物件"。多学科诊疗也可以实现患者的全病程管理，让患者有安心感，因为他知道有一个团队在从始至终保障他的诊疗。这同时也避免了患者来回跑路的情况，增强了患者就诊的连贯性，让整个就诊环节更加高效。

没有内外科之分的做法在西方医院并不少见，美国梅奥诊所的内科和外科医生经常一起工作，共同制订治疗方案，以确保患者得到最全面、最高效的医疗服务。2017 年，瑞典卡罗琳斯卡大学医院新院区在启用前传出了打破常规的新经营理念：未来这家医院将没有内科与外科，而是设置 7 个临床专业团队，开启崭新的医院运营模式。这样的运营模式是真正以患者为中心的医疗模式，也启发了我对新院区建设的思考。

基于"一切服务于患者需要"的理念，我们开始着手建设以患者为中心的医疗服务体系，打破学科和专业界限，对现有临床科室进行科学有序的融合，为打造一家没有内外妇产儿之分、按人体解剖结构布局、施行多学科联合诊疗的新医院做准备。

改革从成立基于 MDT 的专病中心开始。

出于自身的专业擅长，在初到医院之时，我对各科室的调研摸底就是从肝胆胰外科开始的。

急性胰腺炎是一种比较凶险的疾病，其发病率和死亡率都很高。但我在了解情况时发现，我们医院一年要收治几百例急性胰腺炎患者，分散在肝胆外科、胃肠外科和消化内科几个科室。而具体收治到哪个科室，并没有一个确定的标准和规定，完全根据接诊医生的习惯和认知而定，在治疗上也没有一个严格规范的同质化方案。这导致一旦遇到重症急性胰腺炎患者，就只能临时召集若干个科室进行紧急会诊。

"要是有一个专门的治疗胰腺炎的平台团队就好了，可以整合所有的医疗资源，全力救治胰腺炎患者，那重症胰腺炎患者的存活率一定能大大提高。"在跟我介绍完相关情况后，医院大外科副主任不由自主地感叹了一句。

他的感叹让我脑子里突然闪过一个念头：在我们医院建一个省内地市级医院首家治疗急性胰腺炎的专病中心。人们常常把胰腺癌称作"癌中之王"，把重症急性胰腺炎称作"炎症之王"，如果能专门建立这么一个急性胰腺炎的单病中心，集合医院人员、设备等优质资源来对付这些疾病中的"王中王"，就有可能大大提升医院对其的诊治水平，为本地区乃至周边地区的患者带来福音。

说干就干，于是我们开始准备成立"急性胰腺炎中心"。在考虑这个中心的管理运作方式时，我的目光再次落在了华西身上。华西的MDT做得非常好，也是全国较早实行MDT模式的医院之一。它的核心理念就是医生围绕病人转，来自多个学科的医生通过联合会诊来为病人作诊断和制订治疗方案。这其实模糊了内外科的界限，是非常创新的做法。当时华西已经成立了一些专病中心，例如"肺癌中心""乳腺疾病中心""感染性疾病中心"等。这么做在流程上的进步就是病人来医院后不会再晕头转向、抠破脑门寻思挂哪个科了，而是可以"直奔主题"，并且此后的所有检查治疗流程都由这个中心管理，不必麻烦患者到处跑路，这样就可以通过提高患者的就医效率实现医院运转效率的提升。

而急性胰腺炎的治疗涉及急诊科、消化内科、肝胆胰外科、重症医学科、放射科、中医科等相关科室，正好适合 MDT 模式，并且还可以以此为契机，提升我们医院的 MDT 诊治水平，为在全院推行 MDT 模式提供参考。

2016 年 2 月 1 日，医院的急性胰腺炎诊治中心正式成立。但当时其规模还很有限，只有 3 名医生，15 张病床，年收治患者也只有 300 例。到 2023 年，中心医生增加到 8 名，病床增加到 35 张，年收治患者八百七十余例。危重症患者占比从 13.77% 上升到 25.67%，患者死亡率则从最初的 3.9% 下降到 1.34%。急性胰腺炎诊治水平得到了大幅提升，真真实实地给本地及周边地区胰腺炎患者带来了福音。

2024 年元旦后不久，我们急性胰腺炎诊治中心收治了一名从外地转来的重症中年男性患者。这位患者因患胰腺炎及其他并发症，在外地一家医院治疗了二十多天，但情况一直没有明显好转。他和家人得知我们医院有个专门治疗胰腺炎的中心，于是慕名找上门来。

经过检查，这位患者胰腺炎的病情比较复杂，同时合并肺栓塞、上消化道出血，而且血脂高，还患有糖尿病、营养障碍等，情况十分凶险。为了更好地为患者提供治疗，我们急性胰腺炎诊治中心当即启动 MDT，呼吸内科、血管外科、感染科、消化内科、临床营养科等专家都很快赶到了胰腺炎诊治中心。

一场多学科的救治讨论就在病床和中心办公室展开。专家团队查看了患者的状况，对患者的最新检查报告及病情进行了讨论和研究，为其制订了治疗方案。为方便随时掌握患者的病情变化，急性胰腺炎诊治中心还为他建立了一个专属的 MDT 治疗沟通群。通过多学科合作，患者得到了更全面、更准确的诊断和治疗。

胸部 CT 报告、血液检查结果、痰培养结果……患者的各项相关检查报告一出来，立即被上传到他的专属 MDT 治疗沟通群，参与 MDT 的专家团队成员在第一时间就掌握了患者的病情变化，并根据患者情况及时、动态地不断调整和优化治疗方案，从而减少了治疗等待时间，提高了治疗效果。

经过近两周的治疗，这位男性患者的病情很快稳定下来，并顺利出院回家休养。出院前，医生还就出院后药怎么吃、平时饮食需要注意什么等，向患者及家属一一作了详细的讲解和叮嘱。

"真没想到我还能回家过春节。"出院时这位患者由衷地感慨，"在原来那家医院我前前后后转了好几个科，找这个医生检查，找那个医生看，不仅折腾得受不了，家人也很担心。在这儿我就住在胰腺炎中心，都是医生过来找我做检查、治疗，省心省事多了，治疗也见效。"

患者的认可令我深感欣慰，这说明我们当初建立急性胰腺炎中心的决策无疑是正确而且是非常及时的。

急性胰腺炎中心成立的这些年来，通过对多学科诊疗模式的探索与实践，实现了业务量的不断攀升，中心也不断发展壮大。急性胰腺炎中心的进步，**坚定了我们打破传统学科划分和专业设**

置壁垒，对现有临床科室进行科学、有序的融合，打造一家没有内外妇产儿之分的医院的决心。在此之后，无论是在医院内部运行机制改革中，还是在城北新院区"五代医院"的规划、设计和建设中，我们都始终坚持这一思路，并取得了良好的效果。

现代医院分科都非常细，而且越分越细，比如原本只有一个内科，逐渐细分成了呼吸内科、消化内科、神经内科、心血管内科等。同一个科室也划分了不同的专业门诊，比如一个口腔科就包含了十几个不同的专业。虽然现在的医院都普遍提供了"人工＋智能"的导诊服务，但一些病情复杂的患者，仍然免不了遭遇"挂错科"的尴尬。

作为肝胆胰外科医生，我在门诊接诊中就遇到过这样的情况：病人在诊室外等了一上午，进来以后才发现他的病应该看消化内科。病人憋了一肚子委屈，脾气上来瞬间就炸了，说白白浪费了自己一上午的时间。后续安抚病人、安排转诊好一番折腾，既消耗了我和病人的时间和精力，还推迟了后面病人的就诊时间。

这是病人的错吗？当然不是。

还有一种现象也时常出现。医生在接诊后发现"你的病不属于我的专业范围"，于是患者重新挂号、排队等待、辗转面诊……这不仅浪费了相当多的时间和精力，还有可能错过最佳治疗时机，增加治疗的难度和费用，甚至对健康造成不可逆的损害。

这是医生的错吗？也不是。不经问诊和检查，医生也无法确定疾病的情况。

不是病人的错，也不是医生的错，那问题究竟出在哪儿？我们又该如何来减少，甚至杜绝患者"挂错科"的现象？如何让患者的就诊能够更加"稳、准、快"？

就在思考这些问题的过程中，接连遇到的几件事更坚定了我改革的决心。

一个严寒的冬天，我在门诊巡查，无意间发现一位身材瘦削的女子搀扶着一名年龄相仿、模样憔悴的中年男子，艰难地一步一步挪动着。我询问后得知，男子患有严重的消化系统疾病，食欲缺乏，消化不良，出现胃痛和腹泻的症状。夫妻俩抱怨说看个病太"恼火"（四川方言，困难、麻烦的意思），挂号、排队不说，好不容易看上了，医生又喊去预约检查，做完检查再来复诊。"我们家住在乡下，看个病腿都要跑断。"

夫妻俩的抱怨让我很是汗颜，但当时我也不知道该怎么向他们解释，只好安慰了几句，讪讪离开了。不料几天后在做肝胆胰外科查房时，又被患者和家属"上了一课"。

"院长，有个事要给你反映下。"一位老年男患者拉着我说，"前两天上午刚上班，管我的医生就说已经请了胃肠外科来会诊，我女儿就跟单位请了假，和老伴儿陪我一起等，结果等到了下午会诊的医生才来。我们问了一下，说我请的是普通会诊，不是急会诊，所以只有等医生忙空了再来。"

"上次去给我爸预约检查也是，以为在一个地方就约完了，结果叫我去几个不同的地方预约彩超啊、CT啊这些，跑了好几个地方才预约完。"老人的女儿也抱怨说，"幸好我是年轻人，还跑得动，找得到地方，要是老年人自己去跑，估计地方都找不到。"

接连两次听到患者和家属类似的抱怨，我心里开始不安起来。当天我又找到分管医疗的副院长和医务部等相关部门的同志，了解到抱怨来医院看病流程多、跑路多、时间长的患者还有不少。这让我意识到，我们应该做些什么了。

患者到医院就诊最大的诉求就是能看好病，关心的是能不能根据自己的病情，便捷地找到合适的科室、合适的医生。为什么患者看一次病需要跑几个地方，而不能就在一个地方解决？我们能不能将一些资源或相关科室进行整合，建设一个大中心，一站式解决患者的就诊、预约检查、多科室会诊等问题，为患者就诊提供便利？

于是我召集医院相关部门和临床科室的负责人，就此专门开会进行了讨论。受此前建立急性胰腺炎中心的启发，我在会上提出了建立消化疾病中心的想法，但反响不像我预想的那么积极。中心怎么管理？医护人员怎么配置？病床怎么协调？医技怎么配合……需要面对的困难确实很多。

困难是不少，但不是不能解决，更不能因此就止步不前。在我看来，这不仅是更好地服务患者的需要，更是医院未来发展的必然趋势和方向。况且我们当时已经明确，城北新院区要按"五代医院"的模式来建设，在以患者为中心的理念下，建立由医技平台支撑的多学科诊疗模式下的临床医学中心，**实现从"病人围着医生转"向"医生围着病人转"的转变**。如果我们不提前着手开展科室融合和资源整合这一系列的工作，只怕将来新医院建成了，还是会陷入"穿新鞋走老路"的尴尬。

为此，我坚持了自己的想法，并在会上再次给大家分析了当前医疗行业、医院发展面临的形势，建议大家多多关注一下相关信息和新闻。此后，通过认真学习和多次讨论，大家终于就这一问题达成了一致，医务部随即开始工作调研和方案草拟。

经过一段时间的努力，包含消化内科、胃肠外科、肝胆胰外科等科室的消化疾病中心建设方案初步形成。这对我们医院来说是一个全新的模式，需要融合的东西很多，包括学科、检查、服务理念等，同时各科室人员之间的磨合也很重要。但既然已经决定了，方案也都出来了，就要坚决推进、执行。为此，我在医院的中层干部大会上明确要求大家服从大局，甚至发狠地表示"**不换思想就换人**"。

2021年11月11日，在各科室的共同努力下，消化疾病中心的蓝图终于成形。在我们设想的组织架构图中，中心下设食管与胃病、结直肠疾病、脾胰疾病和肝胆疾病四个亚专业，同时有肿瘤、放射、病理、营养、心身医学等专业固定人员参与。在"五代医院"启用后，来自各个科室的医生会共同在消化疾病中心这一平台上工作。

除消化疾病中心外，我们同时摸索推进的还有日间诊疗中心、美容中心、神经疾病中心、眼病防治中心、体腔热灌注中心和内镜中心。我们希望，对各 MDT 中心的事先规划和提前部署，能让我们在向"五代医院"的"大科室"管理转型的过程中实现更为丝滑的软着陆。

以上 MDT 中心在"五代医院"启用前尚属设想、推进阶段，还未真正落地。直到 2023 年 10 月，医院成立了内分泌甲状腺疾病中心，将甲状腺和内分泌两个科室进行了合并，才终于诞生了我们的第一个实体 MDT。这在当时是一个创举，是我们医院的里程碑事件，为内外科的融合发展提供了范例。

成立之时，内分泌甲状腺疾病中心共有 12 名医生，包括 9 名内分泌科医生和 3 名甲状腺外科医生，并配置 18 名护理人员，60 张编制床位。**我们的整合理念是"让专业的人做专业的事"**——甲状腺外科医生做完手术，患者的术后管理就可以交给更专业的内分泌科医生来做，这样既提高了我们的医疗质量和服务水平，又减轻了外科医生的工作负担。

可以看到，这种运行模式需要内外科医生配合得非常默契，彼此信任。要打造这种氛围，我们也想了不少办法，例如内外科医生在同一区域办公、联合查房、一线值班医生拉通排班，这样一来就让内外科医生有了责任共担的意识；学习上也要融合，外科医生要学习内科的应急处置，内科医生也需要观摩手术、学习甲状腺的解剖知识，新入职的医生必须在内外科医疗组轮转……这些做法对患者诊治以及医生的自身成长都有很大益处。令我欣慰的是，中心成立后，内外科相处融洽，各项业务指标运营良好，甚至都有一定的增长，临床满负荷运转。这无疑给我们运营好"五代医院"注入了信心。

这些改革全都围绕"五代医院"布局而设计。在"五代医院"规划之初，我们就对标国际，在广泛调研的基础上，打破以往将内外科完全分离的惯例，将现有的内科和外科诊区进行融合，按照人体部位，把相关学科资源整合在一个诊疗区域内，形成了急救大平台与创伤中心、神经疾病中心、消化疾病中心、胸部疾病中心和肿瘤疾病中心五个"大科室"，将"单学科诊疗模式"优化为"多学科协作诊疗模式"。按照人体系统分区，把相接近疾病种类的医生诊室集中在同一区域，在最大限度方便患者的同时，也有利于内科医生和外科医生之间的沟通交流，实现多个科室的联合会诊，为患者提供最优的治疗方案。

以上文提到的头痛为例。说起头痛，我们潜意识里认为应该看神经相关的科室，只是难以确切地选择看神经内科还是神经外科。实际上，头痛牵涉的不只是神经方面的问题，还可能源于其他疾病，需要根据伴随症状选择科室，不是专业人士的话，挂号选择难度是很大的。但是在我们的病区调整后，头痛就只需要选择挂神经疾病中心的号就可以了，整个中心囊括了神经内科、神经外科、耳鼻咽喉头颈外科以及辅助检查科室和重症监护室。

在以前，患者不知道选择哪个科室，可能去看了神经内科，做了CT和磁共振后，发现脑血管没有问题，然后又去神经外科，做了检查也没有得到确切结果，最后才发现是耳鼻喉的问题，原来是鼻窦炎引起了头痛，患者在家和医院之间来回折腾几次才得以确诊。但患者到神经疾病中心以后，会由医生来辨识病症属于哪一个亚专业，不用再去其他诊室。如果是脑血管出了问题，神经内科医生就来给患者做溶栓、安支架；如果是脑里长了肿瘤，神经外科医生会负责给患者做手术，手术后则由重症监护室的医生进行神经监护。

从"病人围着医生转"转变为"医生围着病人转"，让患者最多跑一次，这样按照人体系统设置的门诊布局调整，能够使就诊流程更加顺畅，也能够让患者挂号时不再犹豫纠结。

然而，推进中心制建设，将"单学科诊疗模式"优化为"多学科协作诊疗模式"，除了相应的空间组织形式的支撑外，更为关键的是要建立一整套与之相适应的运行和管理机制。这意味着我们需要一支复合型的、能在不同平台执业和工作的医护人员队伍。

要想推动新事物的发展，观念转变要先行。我们医院领导层的观念转变了，每一位员工也要经历一番思想的洗礼。几乎与城北新院区开工建设同步，我们在医院有序展开了机制的建设和队伍的培养。在我主持的"为医院高质量发展提供新思路"宣讲会上，各部门主任、各科室护士长以及医生、护士、医技人员代表等出席会议，大家一起认真学习有关文件精神，思考"大科室融合管理"。

会上，我常对大家说："我们不能只埋头拉车，一定要抬头看路。""小科室"融合成"大中心"是未来医院发展的必然趋势，国家新近出台的一系列相关政策，也提到要打破传统医学学科的划分和越来越细化的专业设置壁垒，以多学科诊疗为基础，探索推进专病中心建设。我们要紧跟国家大政方针，借改革的东风顺势而为，未雨绸缪，而不是口渴了才挖井。

为高效推进工作，促进部门间的紧密协作和信息资源共享，我们搭建了立体多层次的"信息共享窗"，通过中层干部大会、"科室融合"专题会、微信群等线上线下相结合的方式，让信息共享为团队赋能，使全院上下凝心聚力。

医院设置内外科的体制已有百年之久，要打破惯性思维往往会让人难以适应。并且我们常说，患者安全是医疗服务的生命线，任何改革创新都要以保障患者安全为前提。因此，在最初的一段时间里，有不少员工向我反映十分担心这种改革和创新会带来混乱。

2022年开始实施的《中华人民共和国医师法》提到，尽管我们要按照相关专科进行分科，按照注册执业范围行医，但是医师如果经过专业培训和考核合格，是可以增加执业范围的。以前医师只有单一的执业范围，现在经过培训考核合格之后可以增项，医师可能同时掌握两个专科的执业范围，扩大了医师的接诊面。为此，我们建立起全科医师规范化培训基地，着手培养更多的复合型人才，为未来医师在不同平台执业打下基础，筑牢患者医疗安全的基石。

梳理这几年的改革历程便可以看到我们前进的思路——让多

个科室合作的模式成为常态。2016年，我们成立了急性胰腺炎中心，初步尝试了多个临床科室的协作；2019年，我们把"急救大平台"列为医院的重点建设项目，跟进解决创伤急救人才培养的问题；2021年，消化疾病中心等一系列MDT中心蓝图形成，医院在学科融合和资源整合上探索出了一条新路子；2023年，"四川省神经系统疾病临床医学研究中心"成立，把神经内科、神经外科、神经重症医学科组合在一起；同年成立"内分泌甲状腺疾病中心"，将内分泌科和甲状腺外科进行组合，该中心也是"五代医院"大科室管理思路的"先行者"。通过一点点尝试、一步步融合，我们现在已经积累了很多中心/平台的建设经验。

此外的变化在于提高信息化水平，因为只有通过信息化才能实现精细化的医疗管理和服务。比如我们现在正在开发的数据平台，以来消化疾病中心挂号为例，消化疾病中心根据部位下设食管、胃肠等多个亚专业，患者根据不舒服的位置来精准选择去哪里看诊，假如患者自己也分不清楚是食管还是胃肠不舒服，只需要挂一个中心号，接诊医生可以通过信息系统将患者直接转诊到相关专业的医生处，为患者省去重新挂号的流程。对于患者来说，这相当于一个通号，可以到消化疾病中心内的任意一个科室就诊。

打破传统学科划分和专业设置壁垒，成立基于MDT医学中心的大科室，从而让患者少跑路，让医生围着患者转——我相信这种全新的医疗模式会为广大患者带来更具人文关怀、更为高效的就诊体验。

4. 让患者和医护人员共享阳光

取消药品加成、实行药品集采等一系列改革，大幅降低了患者的诊疗费用，提升了患者的就医体验。同时，调整医院的收入结构，让医生的技术劳务价值回归，让患者和医生共享医改政策的阳光。

到德阳任职后，尽管作为院长日常事务繁杂，但我始终不敢忘记医生的本分，坚持挤出时间来坐诊和手术。但没想到的是，这一度让自己十分尴尬。

2013 年我在华西医院的挂号费是 50 元。来到这里，第一次上门诊后我才知道，按照医院当时相关制度的规定，我这个院长、主任医师、教授，专科门诊挂号费只有 5 元，当时我完全不能理解。从小学开始算，我上了 26 年学，一直读到博士后，但一个号、一次接诊，价值仅有 5 元。后来有一次在与分管卫生健康系统的副市长交流时，我半是玩笑半是牢骚地跟她说，与其用 5 元的挂号费来"标识"我的"身价"，倒不如我干脆免挂号费接诊算了。

这件事情对我的触动很大，我开始思索应该如何科学、合理地体现教育的价值和医生的价值。如何改善医护人员的工作环境和待遇，提升他们的成就感，从而激励他们更专注于事业，不断精进业务，更好地为患者服务？

我刚到德阳任院长的第一年，正是公立医院加速发展的时期，快速增长的患者数量让我们原本地盘就不大的门诊楼、住院楼显得格外拥挤。从一个临床大夫转变身份成为一家地市级医院的管理者，我开始跳出医学专业的圈子，钻研起医院的管理和运营，学着看财务报表，弄懂"现金流""收支结余"这些原本十分陌生的名词。

正是在这个过程中，我发现 2015 年我们医院的总体收支结余中药品收支结余占了很大比重，药品加成收入竟是医院收支结余的最主要组成部分，难怪药剂科一直是医院的香饽饽，是医院里很受欢迎的部门之一，是许多人挤破头也想去的地方。这对一家医院来说，绝对是不正常也不应当的。

此时全国医改已经拉开了帷幕，四川省县级公立医院已经取消药品加成一年多，所有药品开始按购进价卖给病人，医院不再从药品销售中赚取一分钱，反而要承担药品仓储、物流、发放的成本。为了弥补县级公立医院减少的药品收入，四川省调整了县级医疗机构的诊查费和护理费，地方政府又增加了财政拨款，弥补县级医院原有的部分药品加成收入。然而执行下来，由于没能及时跟上节奏转变思想观念，管理、运行上不够科学严谨，不少县级医院出现了经营亏损，这些医院的院长也是叫苦连天。几次开会见面，他们都对我说："麦院长，还是你们市级医院好呀，我们取消了药品加成，日子不好过啊，医院收入骤降，这么多人要吃饭，医院还要修房子，下一步该怎么办啊？！"

然而，改革的脚步只进不退，城市公立医院药品加成改革已经箭在弦上。参加了几次省市的会议，我反复听到全国公立医院都将取消药品加成的消息，又听说省里要在各个市搞试点，先选一家城市公立医院作为改革试点，试点医院改革顺利落地后再在全市其他公立医院全面推广。选大医院还是中等医院当试点，各地做法不一。大医院在区域内影响大，改革难度大，试错成本高，但是如果大医院改革成功，那其他医院改革推进也会比较容易；选择中等规模的医院进行试点，试错成本低，但是中等规模医院的经验未必能复制到大医院身上。

由于此前不少县级医院在取消药品加成后一度出现亏损，在德阳的试点医院确定之前，各家医院的院长们都忐忑不安。如果市里选我们医院来试点，接不接这个招呢？我一时也拿不定主意。

不久后一个星期二的早上，我照例去上专家门诊。门诊二楼药房门口排着长队，一位白发苍苍的老大娘刚刚拿了药从队伍中出来，旁边跟着她的老伴。

"老头子，医院的药咋比外面药店的还贵？"老大娘抱怨到。

"贵还不是要来医院，药店只卖药，又不看病，你还是要找医生看一看才稳当嘛。"老大爷不住地安慰着老大娘。

两位老人的对话让我心里挺不是滋味的。我们是公立医院，是人民的医院，却让老百姓抱怨我们的药价比药店还要高。难道一定要依靠药品收入来支撑医院正常的运营发展吗？

那段时间里，这对老夫妇的身影时常在我眼前晃动，也让我想了很多。我经历了漫长的求学生涯，五年本科，三年硕士，三年博士，再到去国外读博士后；从住院医生到手术主刀、主任医师，虽然我得到了患者的认可和信任，可我的诊查费还停留在20年前的几元钱。如果单从这个角度来衡量，我为医院创造的价值远不如一盒小小的药片。

这种现状显然是很不正常的，这不正是医改想要改变的吗？取消药品加成，调整医院的收入结构，让医生的技术劳务价值回归，让医生的工作体现出应有的价值，不也正是我们所有医务人员一直期望的吗？

在过去的十余年里，医院的挂号费、手术费没有变，但各种仪器设备越来越精密、越来越昂贵。一次性卫生材料越来越多，进口药、高端药越来越贵，疾病的复杂性增加了诊察难度和治疗方式方法的多样性，医疗费用自然越来越高，老百姓普遍反映看病难、看病贵。取消药品加成改革的目的是让公立医院回归公益性，无疑是有利于老百姓、有利于医院健康发展的好事情。医院和医务人员应该主动拥抱改革，让医生们堂堂正正地获得体面的收入，让医院越来越阳光。

结合来自各个层面的消息，我意识到，大规模、深层次的医改已经成为不可阻挡的趋势。于是我开始利用医院的大会小会、平常的聊天交流等各种机会给大家"吹风"，希望引起大家的重视，起码在心理上提前作好准备。经过这番努力，我的想法得到了医院班子和绝大多数同事的认可。

当年5月的一天，在全市公立医院改革的会议中，市领导宣布城市公立医院改革即将启动，将在德阳市的公立医院中选一家试点医院，率先全面取消药品加成，通过调整医疗服务收入和财政投入作为补偿，并征求各位院长的意见。上级领导看着我，目光里是期待和鼓励；参会的其他医院院长把目光转向我，目光里是疑问和好奇；一起参会的医院同事们也看着我，目光里有隐隐的担忧。刚成为院长不久的我，突然就被推到改革的浪潮面前。在人生的道路上，我们时常会面临各种选择，这些选择不仅关系着个人幸福，也关系着人生轨迹。作为院长，我的抉择责任重大，需要考虑多个因素和权衡各种利弊，需要清晰的思维、准确的判断力和勇气来迎接困难和挑战。我需要考虑每个抉择的后果和风险，权衡长远利益和短期利益。

在门诊遇到的那对老年夫妇，对医生应该有自身职业价值体现的执念……，在会上，我毅然表示我们医院愿意成为市里改革的首家试点医院。不久后，正式文件就下发了，市政府正式确认我们医院作为德阳市城市公立医院改革的首家试点医院。

与这项改革直接关联的，一是取消药品加成后如何实施相应的补偿，二是取消药品加成后药剂部门的人向何处去。说白点，一个关乎钱，一个关乎人。哪一方面解决不好，这项改革都难以推进。

被确认为试点医院后，我们便开始紧锣密鼓地筹划改革的相关工作，成立了公立医院改革领导小组，由医保价格科具体负责与市发改委对接，主动参与取消药品加成改革前期方案的制订。面对这个重大的改革任务，医保价格科主任很紧张，几次向我汇报工作，听取我的建议。

"你应该相信你的团队，你的队伍很专业，年轻又有活力，我们所有班子成员都支持你们，你放心大胆去做。"我不断给他打气，"改革不能闭门造车，可以走出去多看看，去改革先行地区学习别人的经验教训。要多听取临床的意见和建议，结合我们医院自身的特点，提出具有建设性的方案。这个方案既不能增加老百姓的负担，又要体现医务人员的技术劳务价值。"

了解到南充是四川省唯一一个取消药品加成改革的国家级试点城市，我专程带着同事们前去取经。南充的医疗同仁为我们介绍道，成为国家试点的两年来，南充的改革效果总体上还是不错的，虽然药品收入没有了，但是医生的诊查费、护士的护理费增加了，手术费也根据实际情况作了一些价格调整，还设置了专门的药事服务费。他们还建议我们，在制订相关方案时，可以多考虑一些项目和专业，这样补偿结果会更加合理。

有了南充同行的宝贵经验，我们信心倍增。接下来我们又到江苏、浙江、广东等地学习了解了当地医院关于取消药品加成的一些经验。回来整合、研究各地的经验和做法后，我们梳理了两个关键问题：在不增加患者负担的情况下，如何科学地选择合适的医疗服务项目作价格调整？如何测算确保补偿方案可以有效达到既定目标？

如何科学地调整医疗服务价格是我们这次改革的重点。负责这项工作的医保价格科首先到部分临床科室开展了调研，然后征求了行政部门的意见及建议。这是我院第一次尝试建立调价模型，我们测算了过去3年的补偿数值。方案要考虑到患者的负担，因此门诊费用不能明显增加，恶性肿瘤放疗、尿毒症透析、精神类诊治等特殊人群治疗的费用不能增加，调价的各项数据还必须便于监测、易于统计。由于关系着全院临床工作者未来的收入变化，医保价格科责任重大，科主任组织科室人员针对方案反复讨论，加班加点修改方案，大家的眼睛都熬得通红。

最终，我们的建议方案得到了德阳市发改委的高度认可，通过了听证会和风险评估。德阳市取消药品加成的改革试点方案因为项目覆盖面广、测算结果准确、压力测试效果好得到了省里的肯定，于 2016 年 10 月 1 日起正式实施。

2016 年 10 月 1 日当天秋高气爽，医院门诊广场前国旗飘扬、鲜花明艳，节日氛围浓厚，我们的改革措施正式开始实行。尽管信心满满，但临到这一刻，我内心多少还是有些忐忑。我们的方案能不能得到患者的认可？大家会有什么样的疑问，甚至质疑？为此，我主动担任了那天的值班院领导，希望第一时间了解到患者的意见，第一时间给他们做好解释。

坐在办公室里，桌上的电话一直没有响起，医院里也是风平浪静。于是我走进门诊大楼，不少候诊的患者和家属正围在我们特意制作的介绍此次改革方案的展板前议论纷纷。

"不知道这次改革会不会降低费用。"

"都说了药品价格里不包含加成和其他附加费用，肯定是降了嘛。"

......

从门诊走到药房，又从药房转到急诊科，我没有听到大家不满的声音。我知道我们的第一口螃蟹吃成了，取消药品加成改革和医疗服务价格动态调整的工作着陆了。

新方案实施后一段时间的一天，我带领行政部门负责人在门诊部开展行政查房，刚走到门诊办公室，正巧遇上一位高血压病人来送锦旗。

"谢谢了，太谢谢了！"听一旁的护士称呼我"院长"，这位大爷连声对我说，"我现在吃的还是那些药，但花的钱少多了。"

大爷的老伴告诉我，老人每天都要吃苯磺酸氨氯地平，每个月吃4盒，以前每个月要148元，现在每个月只要120多元。

"一个月少了20多元，一年下来少了将近300元。"大爷接着激动地说。

老两口又跟我说，好多这样的慢性病长期服药患者都尝到了医改的甜头。此后医院又先后收到了几位患者的感谢信，赞扬医院药品降价带来的实惠，这让我和同事们都感到非常欣慰。

取消药品加成的改革顺利实施后，医院又陆续用上了自动发药机等一系列设备，药房的工作效率大大提升，以往窗口前等候取药的长队几乎绝迹了，患者及家属都很满意。但这时另外的问题又不可避免地暴露了出来：药剂科的工作重心该如何调整，富余的工作人员又该何去何从？

事实上，从取消药品加成被提上议事日程后，医院药剂部门的同事就开始人心浮动，科主任也很是担忧。

"麦院，药品加成要取消了，科里的人最近情绪很消极。"药剂科主任曾专门找到我谈这个事，"我们科几十号人以后就只剩下收药、发药，又不给医院挣一分钱，难道就靠医院养着？"

我仔细询问了他们科里现在的情况，又让他说了说对取消药品加成的看法。听罢他的担忧，我也谈了我的想法："取消药品加成是国家医改的重要环节，是必须落实的，这是不可逆的事情。早晚都会取消药品加成，是不是首家试点又有啥区别。医院靠卖药挣钱的时代即将过去，眼下医院的药品收入是变少了，但是医生看病的诊查费、护士的护理费以及手术费都会提起来，总体来看不仅不会影响医院的总体收入，还会让医院的收入结构更加合理。医院就是应该靠技术服务获取收入，这才能真正体现我们医护人员的技术劳务价值。"

事实上，针对药剂科同事们所担忧的情况，我们已经有了一些粗略的改革设想。

在我看来，药剂科的工作是时候转型了，药师也有他们自己的专业，他们的工作不应该也不能只是停留在收药发药这种简单的层面，而是应该鼓励他们——特别是他们当中的年轻人——钻研自己的专业，下沉到临床做好自己的专业工作，去临床开展处方点评，去门诊开展药师门诊，去参与临床药物试验，去做科研项目，成为医院的又一支专业队伍，成为临床医生亲密的助手和伙伴。

听了我的想法，药剂科主任脸上的愁云渐渐散去，表示回去就给大家分析医改形势，立即安排人员外出进修学习，争取年底就把药学门诊开设起来。

为了让药剂科的工作尽快实现转型，积极拓展药学服务范围，我们在门诊量日益增加、诊室日益拥挤的情况下，寻找了各种方法挤出办公用房作为开设药学门诊的场地，来为患者提供药物使用的咨询和宣教。刚开始，药学门诊的病人数量很少，原因很简单，患者根本不知道药师坐门诊到底能"看"什么病。面对这样的窘况，作为管理者的我很着急，在门诊坐诊的药师也很着急。

怎么办？大家群策群力，决定主动出击，药师得走进各临床科室、走进患者当中。很快，门诊药师就分批次走进内分泌科门诊、心血管内科门诊等科室，给等待看病的患者介绍药师的作用——药师的工作绝不仅仅是发发药，药学门诊的工作是做好药学咨询、用药指导、药品贮藏、药患沟通等基础工作，还要做好药物治疗管理、慢性病药学管理、门诊用药会诊等。各临床科室也配合药师，把一些用药较多、不清楚用药副作用的患者介绍到药学门诊。慢慢地，药学门诊的患者越来越多。一天上午，我结束门诊看诊返回办公室的途中路过药学门诊，于是特意停下来留心看了看。

恰好药学门诊有位患糖尿病的老大爷正在就诊，年轻的药师针对大爷的情况给他讲解胰岛素制剂的正确使用方法和注意事项，并耐心、细致地对糖尿病的相关知识、非药物治疗手段，以及糖尿病患者在饮食、运动及生活习惯上的注意事项等一一做了讲解。大爷听完很是感激，连声说："老师讲得好，讲得好，我回家就晓得该咋个弄了。"

"这下找到存在感了哇？"大爷走后，我走进办公室跟这个小伙子开起了玩笑。他有些不好意思地说："就是，岗位刚调整时还有点不能接受，现在才觉得真正学以致用了，而且能实实在在帮到患者。"

药学门诊的工作顺利完成了，下一步就是药师如何走入临床了。经过数次讨论，我们决定让药师和各个科室对接，让药师熟悉并全面参与医院临床治疗和药品评价的全过程，与医疗组共同参与临床药学实践中。这样能进一步做到专业互补、专业监督管理，从而最大程度减少药源性损害现象的发生，使药物治疗的益处最大化。

由于此前的一系列涉药改革都取得了良好的效果，无论是药师还是临床科室的医生积极性都很高，这项工作的推进出乎意料地顺利。推行后不久，我利用一次去心内科行政查房的机会，专门又询问了一下相关情况。

走入心内科的药师告诉我，他们现在的日常工作主要是审核医生的药物嘱咐，审核处方用药使用的科学性、合理性，对药物不良反应进行重点监测。这位药师说："通过审核医嘱和处方药的使用，我们可以提醒医生合理用药，这样就把专业知识直接应用到了患者的治疗上，让我真正感受到了所学知识的价值。"

"他们给我们帮了很大忙，弥补了我们不太擅长药理的缺陷，让我们可以腾出更多精力来做诊疗。"心内科医生说道。他又给我讲了一件前不久发生的事。一位 60 岁的男性患者，患有高血压、下肢静脉栓塞、肾功能不全、2 型糖尿病和血脂异常等多种疾病，一直服用洛伐他汀、吉非贝齐、氨氯地平和降糖药。患者来医院就诊是因为出现了剧烈的肌肉疼痛，经过化验检查，临床诊断为"横纹肌溶解"。心内科医生和药师经过进一步检查分析后，发现是他长期服用的调脂药洛伐他汀和吉非贝齐引起的不良反应导致了横纹肌溶解。在药师的建议下，医生对这名患者作了调药并住院治疗的处置。一周后，这名患者的肌痛、肌无力等症状明显好转。

这件事从另一个角度证明了我们让药师下沉到临床科室、走近患者身边的做法是正确而卓有成效的。由于所学专业不同，药师与医生在用药治病时考虑的角度也是不同的。医生考虑的是哪些药物能治疗某种疾病，药师考虑的则是这些药物是否会给这名患者带来不良反应、有哪些风险和影响因素等。所以将医生和药师"捆绑"在一起，能够实现 1+1>2 的效果，可以第一时间为患者提供精准的药物治疗管理，以及不良反应的甄别和处理。

通过取消药品加成等一系列改革，药师从幕后走到台前，实现了与临床共同参与患者救治的愿望。这彻底转变了药学服务的模式，推进了药学服务从"以药品为中心"到"以患者为中心"、从"以保障药品供应为中心"到"在保障药品供应的基础上，加强药学专业技术服务、参与临床用药"的转变，使药学工作更加贴近临床，保障了优质、安全、人性化的药学专业技术服务，是一件利己利民的大好事。

在后续改革成效的追踪中，我们医院取消药品加成通过调价补偿的比例接近80%，达到了预期目标。患者的就医负担减轻了，医院的治疗和手术收入也增加了，医疗费用结构逐步优化。药剂科也完成了转型，真正实现了药学服务走近患者、走进临床、走进社会。改革成效获得了四川省相关部门的肯定。

有了第一次改革成功的经验，我对医改后续调结构的工作更有信心了。2018年，我们配合发改委完成了取消耗材加成的改革；2019至2021年，我们又完成了年度价格的动态调整工作。和医改典范城市福建省三明市相比，我们如今的医疗收入占比依然不够高，但通过一次又一次的改革，我们一点一点地获取了经验，对工作的开展有了更多信心。

从2018年国家组织第一批药品集中采购，至2022年5月正式落地执行的第六批胰岛素专项国采，越来越多的药品被纳入国采，并开始从化学药领域向生物药及医疗器械领域拓展。集采以量换价，挤出了生产商的利润，给医院提供实惠的药品和医疗器械，减轻了患者的经济负担，使其真正享受到了国家医改惠民政策的福利。

2021年9月，国家医保局组织开展人工关节集中带量采购，产生了拟中选结果。该集采拟中选髋关节的平均价格从2.8万元下降至7 200元左右，膝关节的平均价格从2.6万元下降至6 000元左右，平均降价75.6%。

患者从集采中的获益是明显而直接的，我们医院诊治的一例病患可以说是一个很好的例子。家住德阳市中江县的刘春（化名）两年前发现自己走路时髋部出现疼痛，经医生诊断后确诊为双侧股骨头坏死。刚开始刘春休息一会儿还能缓解，后来疼得已经不能走路了。由于担心手术费用太高，刘春最初选择了药物治疗，但是吃药一年多，钱花了不少，病还是没治好。在网上看到集采耗材在德阳落地的消息后，刘春抱着试一试的想法来到我们医院骨科就诊。医生告诉他，他需要置换的人工髋关节之前每套需要 2.7 万余元，然而现在实行了集采，价格降到了七千余元，便宜了 2 万元左右。

"这下好了，治这个病就不愁钱了！"高兴之余刘春还是有些顾虑，"价格便宜了，质量会不会……"

"集采中选的产品质量和以前一样，完全可以满足临床需求，你不要担心。"医生给了他明确的回答。

刘春回家跟家属商量后，很快回到我们医院做了右侧髋关节置换手术。手术很顺利，术后第二天他就能下床慢慢走路了，一周以后就不痛了，一个半月之后就可以正常生活了。半年后，刘春再次来到我院，进行了左侧髋关节置换手术。

年近八旬的李婆婆也是集采的受益者。她长期饱受膝关节疼痛的折磨，如果不选择手术治疗，不仅生活质量会逐渐降低，后期基础的生活也将无法自理。因此，经过综合评估，医生建议李婆婆进行膝关节置换手术，术后李婆婆恢复良好。以前像李婆婆这样的膝关节置换手术大概需要花费 4 万元，实行集采后费用下降到 1.8 万元，这大大减轻了李婆婆的经济负担。

集采是由国家帮医院挤出药品和耗材虚高的水分，而院内的高值耗材管控则需要我们按照临床路径的要求，在保证医疗质量和安全的前提下，主动减少高值耗材的使用。

道阻且长，行则将至；行而不辍，未来可期。未来我们还有更远的路要走，要坚持"腾笼换鸟"的思路，以国家组织的药品集中采购为突破口，加大药品和高值医用耗材改革的力度，挤掉虚高的价格水分。把腾出的空间及时用于调整医疗服务价格，建立有利于医疗服务理顺比价关系、优化医院收入结构的医疗服务价格机制。我们还要激发医院降低成本、节约费用的内生动力，从提升薪酬待遇、优化发展空间和职业环境、提高社会地位等方面入手，充分调动广大医务人员的积极性，促使医院高质量发展，让老百姓就医治病更方便、更实惠、更高效。

取消药品加成改革为医改拉开了序幕，接踵而至的医保支付改革，又成为近 4 年来所有医疗机构共同面对的必答大题。

2020 年 10 月，国家医保局确定了全国 71 个区域点数法总额预算和按病种分值付费（DIP）试点城市，四川省的德阳市、泸州市、南充市这三个城市成为全国首批试点城市。什么是 DIP？对医生看病有什么影响？对医院的发展又有什么影响？不仅老百姓一头雾水，绝大多数医护人员都不太了解和明白，我也是一知半解。

不懂就"请进来、走出去"。经我们了解，佛山市第一人民医院是医保支付改革试行的标杆医院，此前我在参加一次学术交流活动时有幸结识了他们的副院长。德阳被确定为DIP支付改革试点城市后，我第一时间带领医务部、医保科、护理部、财务部、医工信息部等行政部门的管理团队奔赴佛山市第一人民医院"取经"。2021年5月，我又邀请对方的管理团队来院"传经送宝"，利用周六的时间给全院中层干部介绍了DIP支付改革的变化和医院的做法。为此，医院专门发了通知，规定除危重急救外，当天的择期手术和其他一切事务都暂停和取消，全院人员都要观看培训的视频直播。

2021年，在实施DIP支付改革的第一年，我们先后邀请了华西医院、南方医院等先行地区示范医院的管理专家来院开展专题培训；在"请进来"的同时，医保、病案及相关职能部门负责人也主动"走出去"，到先行地区和优秀医院去看、去听、去学、去感受。通过反复培训，全院干部职工尤其是临床医务人员完成了对医保DIP支付改革的必要学习。

在搞明白DIP是什么后，不少一线医生颇有顾虑。在他们看来，医疗服务的未知性和差异性很大。"一刀切"的支付标准是否限制了医疗技术水平的发展？如果医院"一刀切"地执行"超支自担"的绩效管理，很可能让临床医生畏手畏尾，不利于疑难重症的救治。

说实话，作为一名外科医生，我内心有着跟他们一样的顾虑。但作为医院的管理者，我首先必须要求医院全面执行、推进这项国家层面的大政策，同时也要考虑在具体方案的制订和实施过程中，如何平衡和协调医保成本管控与高质量发展、质量安全目标的矛盾。经过院领导班子和医保科的反复讨论，我们决定根据医院的战略发展方向，坚持"两条腿"走路：一方面，利用医院的人员及设备优势，在确保医疗质量安全的前提下，不断提升医疗技术水平，大力开展各种疑难急危重症的治疗；另一方面，针对常见病、多发病的治疗，充分发挥医院的管理优势，细化路径、标化质量、提高效率，合理管控成本，积极主动适应 DIP 支付的要求。

在学习借鉴先进经验的基础上，我们开始了自己的创新、求变，逐步探索出我们应对 DIP 支付改革的路子。

首先明确 DIP 支付改革是全院共同面对的医改大事，每一个医生、每一个病案质控管理员、每一次信息上传填报都可能影响到最终的分组和支付结果。因此，DIP 支付改革不仅是医保科的工作，而是全院一盘棋，需要各部门参与、全员协作。面对复杂疑难的病情，我们已经借鉴国外多学科联合会诊的模式建立了临床 MDT，各专业的专家联合会诊，制订出最优治疗方案；现在我们要借鉴临床多学科联合会诊模式，建立医保 MDT 工作机制。我作为院长要参与，分管副院长以及医保、价格、医务、运管、病案、信息、财务、护理等行政部门也要共同参与，定期组织大家召开月例会，讨论和解决 DIP 支付改革中遇到的具体问题。

向佛山市第一人民医院取经后，我们意识到临床科室是医保支付改革的第一个关口，一线医护人员对医保政策的理解尤为重要。如何让临床主动参与医保管理、融入医保管理成了亟须解决的问题。为了让抽象的 DIP 支付变得具体，我常常举一个例子：当医生不仅要技术高超，还要有面馆老板的思维能力，10 元的一碗面，既要做到美味，又要控制好面条、葱花、酱油等各项成本，这样才能保证面馆能够持续经营不亏本。

在学习借鉴的基础上，分管医保工作的医院总会计师提议参考佛山市第一人民医院的医保管理模式，在每个科室设置一个医保助理。这个医保助理既是有多年经验的临床专科医生，又是科内医保政策的宣传者、执行者和监督者。经过讨论后，大家觉得这个方案是切实可行的，于是很快制订了具体执行办法。

我们在每个专科设置了医保助理，人员由科室主任推选骨干医师担任，部分科室甚至由医疗组长、科室副主任担任，并配套了院级专项绩效，按照考核优劣发放，建立能上能下的医保助理选拔汰换机制，从而激发医保助理的积极性、主动性。为了让被选出的临床医生成为合格的医保助理，医院设置了一系列的培训课程——DIP 改革、价格政策、支付政策、临床路径、病案首页、信息化平台使用……半年时间里，这些医保助理通过小班制培训和互动讨论，集中学习了各种与 DIP 改革相关的知识，逐步树立了病种管控的理念，真正完成了身份的转变。在第一轮密集培训后，医保助理开始上岗工作，他们负责传达医保考核结果，智能审核推送的违规问题，分析科室病种分组和医保盈亏，定期参与医保会议和讨论。各临床科室的医保助理成了上下沟通的桥梁和科室培训指导的主力，这使得 DIP 政策能被正确理解，准确传达了医院管理的要求，达到了指导临床医疗行为的效果。

从建立理念到落实行动，医院分管医疗的副院长和分管医保的总会计师常常和我一起讨论如何应对医保支付改革这一难题，我们找到的办法是梳理临床路径，运用病种分类管理的思维，通过临床路径去管控好科室占比最高的病种。这项工作没有捷径，只能一个病种一个病种地梳理，认清每一个病种是什么，以前是怎么做的，改进的目标又是什么。

临床路径简单来说就是固定患者住院过程中的检查项目、标准化治疗方案，以及预设日期安排，达到同病同治的目标。以往实施的临床路径特点是"大而全"，更多地强调医疗质量和安全，涉及使用的诊疗项目往往较为宽泛，同时药品和材料品规不限制、不确定，医生选择的随意性较大。支付改革的新形势对临床诊疗提出了更高的要求——既要看好病，又要少花钱，还要效率高。在诊疗活动中，既要保障质量和安全，又必须减少不必要的检查诊疗项目和费用，还要尽可能缩短不必要的等待时间，努力提升服务效率。新形势、新要求催生出了新临床路径"小而精"的特点——检查检验不再"大包围"，疗效不确切的药物坚决不用，医用材料力求价廉物美，患者等待时间也要尽可能缩短。

以腹腔镜胆囊炎手术为例，以往需要术前检查3～5天、等待手术3～5天、术后恢复3～5天，顺利的话通常住院时间为9～15天，花费1.2万～1.8万元；通过实施预约手术、日间手术（24小时内完成入院、手术、出院）、标准化手术流程、术后快速康复等流程，患者的住院时间缩短为1～2天，总费用0.8

万~0.95万元，费用明显下降。这实现了医院服务效率提升、医保基金合理使用、老百姓就医方便且自付降低的"医、保、患"三方共赢。病种凝练是医院应对DIP支付改革的"窍门"，基于临床路径细化的"合理医疗服务"成为医疗工作转变的重中之重，也是我院专项工作的又一个亮点。

我们逐一梳理了每个医学专业排名前5的病种的临床路径，医务部、医保科、价格科、运管科、检验科、药剂科、设备科等多部门的管理骨干专家们参与了讨论，庖丁解牛般梳理了每个病种的医嘱、检查、治疗、用药、材料情况，用医保支付改革的思路反思和改进我们的临床诊疗行为，不断改革完善，使其达到最优水准。

DIP的本质是基于本地区收治病种历史数据的打包付费，因此DIP管理必须有信息管理平台的支撑。2020年年底，德阳刚成为全国首批DIP试点地区，国内还没有完善的医院DIP管理平台。但是如果要加强院内管理，通过系统平台进行病例分组、统计、分析和展示是必不可少的。医保科主任多次向我汇报，希望医院能尽快引入DIP管理平台。他开玩笑说，没有DIP系统平台，对DIP的管理就犹如刀耕火种。我了解到有的医院是自建平台，有的是引入第三方平台。为我们医院搭建数据中心的一家科技公司正好对DIP平台开发很有兴趣，因为DIP改革正是国内新生事物，于是我们首次采用"共商、共建、共享"的方式，与医院大数据平台承建方达成了战略合作，共同开发了医院DIP管理平台。

在 2021 年全年的时间里,医保科、医务部、价格科、财务部和公司的工程师们一起定期进行头脑风暴,梳理管理需求后,终于设计出了一套系统。2021 年 12 月,我院 DIP 数智化管理平台 1.0 版本上线试运行,医保助理、临床科室主任、行政部门、院领导都可以在系统平台上清晰地看到病种分析的相关数据,以及时采取相应管理措施。2022 年 9 月,平台 2.0 版本完成上线运行,既最大程度地满足了行政部门的个性化管理需求,又实现了同一平台的多部门共享使用,大幅提升了医院的精细化管理水平。

除上述工作以外,病案首页填报质量的提升、病种成本监测分析、DIP 运行指标的实时统计分析和指导运用、绩效考核管理配套等一系列配套工作也都在各部门的密切配合下顺利推进。DIP 支付方式是国家医保支付的创新举措,在推动医院注重内涵质量发展、推进合理分级诊疗方面发挥了重要作用,其具体方法举措也在不断探索和优化改进。通过连续两年的实践和大数据分析,在疑难重症救治评价支付不足、合理分组优化等方面,我们也积极提出了调整改进的建议,希望通过沟通协同共同促进支付改革的顺利推进,全面达成"医、保、患"三方共赢的目标。

经过不懈努力,2021 年、2022 年我院 DIP 年度清算连续两年实现盈余,各项管理指标(指数单价、费用结构等)持续提升。2022 年年底,我再次带着管理团队奔赴佛山市第一人民医院,就我院 DIP 改革后的运营情况向老师"交作业"。在一来二往的深入交流与学习中,我们共同成长,两家医院因此结缘并建立了深厚的友谊。2023 年，国家医保局来我院现场调研 DIP 实施情况，对我们给予了充分肯定，此后到院交流的省内外同行络绎不绝。成绩代表着曾经的努力，也激励着我们沿着医院高质量发展的目标持续前进。

事实上，从取消药品加成开始，医改进入了全面调整医疗收入结构及医疗服务价格的时代——2018 年进行取消卫材加成改革，2019 年至 2023 年医疗服务价格持续动态调整，国家从取消药品加成价格改革起，开始了医疗服务收费"腾笼换鸟"的过程。在这样的背景下，**我们开始探索和建立合理的利益导向和激励机制，希望在调整医疗收入结构及医疗服务价格的过程中，用医疗技术服务收入来取代药品、耗材加成收入，以此来体现医务人员工作的价值**。这既能维护医院的公益性，减轻患者的负担，又能充分调动医务人员的积极性，促使医疗技术水平提升，进而提高管理和工作效率。

说实话，现在我很怀念在华西当医疗组长的日子。很单纯，操心也少，精力几乎可以完全用在对患者的诊疗和手术，以及自身和小组业务的提升上。

到德阳担任一家三甲综合医院的院长，成为这家医院的管理者后，才发现这个看似风光的头衔其实是个苦差事。作为院长，必须时刻在患者利益和医院、医院职工利益两个方面殚精竭虑。

对医院，尤其是公立医院来说，患者利益和医院、医院职工利益不是对立的两个方面，处理这两个方面的关系，既不是保谁舍谁那么简单，也不是玩"跷跷板"那样尽量保证两个方面的平衡，而是要确保两个方面能够同步得到发展。用四川话来说，要做到这一点，确实需要"抠脑壳"。

公立医院是我们国家医疗服务体系的主体，是体现公益性、解决基本医疗、缓解人民群众看病就医困难的主体。公立医院的这一基本属性，就要求我们必须始终牢记和坚持"以患者为中心"，不断提升医院的救治能力和业务水平，不断改善和提升患者的就医体验，让医院成为群众医治大病、重病和难病的基本医疗服务平台。

同时，作为一个社会机构，公立医院又有其社会属性。它必须保证自身有足够的发展活力。它必须保证有不断增加投入，提升医院设施、设备的能力，以保证医院救治能力的提高；有为医护人员及职工提供合理薪酬和相关培训的能力，以保证医院的正常运转和业务水平的提高。

10年来，我们在满足群众多层次、多样化医疗需求，以及推进实施各种改革，调整医院收入结构，合理提高薪酬水平，拓宽医护人员及职工的职业发展空间等诸多方面作了一些尝试，取得一定成绩的同时也发现了不少问题。接下来我们需要做的就是进一步深化以公益性为导向的公立医院改革，完善管理运行机制，提高卫生健康供给质量和服务水平，推动医院的高质量发展。

第二章
让看病更加容易

思路决定出路，观念决定方向。在解决患者就医难、住院难的问题上，我们不再沿袭过去不断扩大规模、做加法的道路，而是不断简化流程、做减法，学习先进的经验和理念，进行管理上的变革。

医院的发展历史告诉我们，**医院的本质是为了实施人道庇护，收容疾恙残缺的躯体，慰藉焦虑不安的心灵。**自诞生之初，医院就一直与慈善和人道主义关怀联系在一起。

在"以患者为中心"的理念下，在确保质量和安全之外，患者的就医体验感也是医院必须考虑和重视的问题。我们认为，"五代医院"所应该具有的不只是感官上"躺下来"的建筑布局、多学科联合诊治的医疗组织形式，还应该包括对患者的周到服务和全面关怀。让医院除了有冰冷的手术器械、检查设备外，还充满人性的温暖；让患者及家属来到医院不再有担忧焦虑，而是能够便捷迅速地完成就诊、得到医治。这成了我们在筹划德阳版"五代医院"过程中努力改革的方向。

1. 改变从病人的"初印象"开始

长期以来，"看病难"一直被患者及家属所诟病。"排两小时的队，看两分钟的病"，这种现象在不少医院普遍存在。想改变这一现象，就需要聚焦工作模式、工作流程，看看问题到底出在了哪里，有没有办法解决这些问题。

我以院长的身份在德阳这家医院所做的第一个"动作"，是从推进医院门诊挂号模式和流程开始的。之所以从这里切入，缘于我在 2015 年新年第一天子夜目睹的那一幕。

2015 年 1 月 1 日，开年第一个手术日下来已接近次日凌晨。我和肝胆外科医疗组长边走边聊，路过门诊大楼时，看到保安拿着一大摞蓝色塑料凳沿门诊大门依次摆开，前面摆好的凳子上放着水杯和雨伞。

"这是做什么？"我不解地问道。

"这是给晚上来排队挂号的患者准备的。"他回答我说，因为医院就诊采取的是现场挂号，患者为了保证能挂到号，往往一早就赶过来排队。特别是一些老年人，你 6 点半来我就 5 点来，你 5 点来我就 3 点来，结果越来越早，到现在，凌晨就有人来占位置排队了。

这是我第一次亲眼看到通宵排队挂号。也是，这家医院2002年时年门诊量还只有40多万人次，12年后的2014年，年门诊量已上升至150万人次。医院还是那个建筑面积不足10万平方米的医院，门诊量却翻了好几倍。虽然医院想了很多办法来试图改善和缓解这一问题，但依旧无济于事。整个门诊大楼依旧拥挤不堪，加上当时又没有信息化手段支持，患者就医挂号全靠排队，医护人员管理全靠吼，风险高不说，医护人员和患者都叫苦不堪。

要得公道，打个颠倒。门诊作为医院最大的窗口单元，也是患者来医院就医过程中的第一个环节。患者往往要经历长时间的排队等候，忍受现场人挤人的嘈杂，甚至好不容易排到窗口前，却拿不准究竟该挂哪个科、找哪个医生。这种不佳的感受往往成为患者对医院的"初印象"，而这种印象会贯穿整个就医过程，甚至对后续的医患关系产生微妙的影响。从这个意义上来说，"挂号难"不只是一个单纯的事件性问题，更是一个关乎医院方方面面的系统性症结。

那我们能做些什么？

门诊挂号大厅空间狭小等硬件问题短时间内没法改变，要解决门诊"挂号难"的问题，还得来"软"的。我亲身经历过华西医院2008年启用预约挂号系统前后的变化，这让我意识到，这种大批量的人流管理还是要走信息化的道路，同时要优化相关流程。

我的思路得到了当时医院门诊部主任的积极响应，关于梳理流程和提供系统支撑，我们不谋而合。我跟他说："从技术层面，我们肯定比不过华西和省上医院，但你要相信，单从门诊服务层面，以我们现在的规模，把这块硬骨头啃下来，可能会做得不比他们差。"这番话不单是在鼓励他，也是在给自己"打气"。

接下来的半个月，医院的相关行政部门实地调研了门诊的各个环节和流程，根据调研情况逐步优化流程。门诊信息系统同时上线，在支付宝平台开始实行实名预约挂号。但说实话，**初期效果非常不好，大部分患者还不能接受这种模式**。直到 2015 年年底，门诊预约挂号率才终于提升到了 10% 左右，加上流程的优化，门诊拥堵的情况虽然得到了一定缓解，但还不是我们想要的状态。

2016 年，微信开始风靡，我们抓住了这个机遇，把挂号平台搬到了微信上，搭建了微信的移动服务平台。推行之初，我们依然卡在了实名制认证这个问题上。如何解决这个问题？那就加派人手大力推行实名制认证，在窗口手把手教，完成实名制认证才能办理就诊卡，一个专科一个专科来突破。推广门诊预约服务，对预约诊疗的患者优先安排就诊和检查，让他们体验到预约的便利，推动错峰就诊。

2016 年 11 月的一个星期一早晨，我急着从办公室赶去科室开例会。由于刚刚接了一个电话耽搁了一会，我一面不断念叨着"麻烦，请让一让，谢谢"，一面抄近道穿过门诊收费的长队。穿过一列又一列的长队，我不由得感慨：排队的人这么多，这才早上8点过一会儿啊。

例会结束返回办公室的途中，我正巧碰到医院的总会计师，于是拉住他给他讲了刚才穿过门诊收费的长队时见到的场景。"我们医院人流量挺大啊，但是我们这个收费的速度是不是有点跟不上？排队等候缴费的队伍太长了。"

"我最近也一直在考虑这个事。"他回答我说，"我也在沿海地区医院参观过，他们的病人同样很多，但人家就没有我们这么拥挤。"

"那你们觉得主要是啥原因呢？"我望向他。

"我们考虑，一方面是因为窗口的位置，沿海地区医院留的排队区域比较宽，而我们医院门诊大厅的空间太狭窄了。另一方面是沿海地区网络的普及程度和接受程度更高，使用自助机具缴费和线上支付更方便、更普遍。"

听了他的回答，我想了想，为了给患者及家属提供更好的服务，让他们能够更快捷、更便利地办完缴费、取药等手续，我们必须尽快想办法改变现状。门诊大厅空间狭窄属于"先天不足"，我们在短时间内无法改变，于是我提出让他着手调研一下，看能不能像沿海地区的医院那样，通过手机支付和自助机具来解决这一问题，将窗口主要留给那些使用手机和自助机具有困难的老年人和特殊群体。

大约半年之后，我在门诊大厅的收费窗口旁看到了自助机，于是很高兴地拨通医院总会计师的电话，询问起使用情况。"这个自助机虽然可以在一定程度上缓解排长队的情况，但效果还是没有预期中的好。"他说。

"这是为什么呢？"我问道。

"有些病人不知道那是个什么机具，有些病人不知道使用办法，有些病人又觉得机具使用后没有凭证用来报销，还有些病人因为没带银行卡没法使用机具。我也去现场查看过，确实存在这些问题。"他在电话里说，已经安排了导诊人员和窗口人员指导患者及家属如何使用自助机具，"但目前自助机具只支持挂号和用银行卡完成门诊缴费，稍后我们会进一步完善，让自助机具实现检查报告打印、入院办理、住院预缴这些功能。"

2019 年，我们开始在收费项目单据上加上二维码，患者只需要使用微信或支付宝扫码就可以完成诊间缴费，然后直接去做检查项目或者拿药。系统都是联动的，患者或家属完成缴费支付后，在做检查或取药时，不需要再像过去那样出示支付凭证了。如果想要发票或是缴费明细清单，患者可以去窗口打印。这项举措一经推出，医院缴费窗口排长队的现象得到了有效缓解。

2020 年，在我们的患者满意度调查中，有患者提到在退费时需要跑的路较多，需要到相应部门逐一找人签字，然后再到退费窗口现金退费。特别是一些年纪大的患者，他们感到非常不方便。针对这一意见，财务部经过调研后与医工信息部协商，对这一流程进行了优化，将原来的线下流程改为线上流程。退费窗口的工作人员在接待办理退费的患者后，在系统内发起退费申请，相关科室在线上确认完毕后，退费窗口就可以办理退费操作了。这样患者只需要在原地等待十多分钟就可以走完退费的全流程，提高了便利性。

跟大多数医院一样，我们医院办理入院和出院的窗口原来一直是分别单独设立的，并用比较醒目的文字进行了标识，认为这样做能让患者清楚具体在哪办理相关手续。但实际上，这样的窗口设置方式只是方便了医院人员的工作安排，却不方便办事的患者及家属。

2020 年年底左右，又一名患者的经历促使我们进一步对窗口服务工作进行了较大的改建和调整。

这名患者在我们医院做完手术，经过一段时间的恢复后准备出院。他直接去了当初办理入院的窗口办理出院手续，结果被告知要先去医保窗口打印结算单再去出院窗口办理。等到他去医保窗口，又被告知还没有拿到出院证，要先去科室办理出院证。于是这位患者又重新跑到科室办理出院证，再跑到医保窗口打印结算单，再到出院窗口办理结算。来来回回，患者花了整整一下午的时间，体验非常不好，于是反映到医院相关部门。

得知这一情况后，我立即要求财务部考虑优化流程。经过调研后，财务部负责人来给我汇报此事，说可以通过将原来分设的出、入院手续办理窗口改变为综合窗口，实现入院、出院等业务的一站式办理。窗口的工作人员经过培训可以上岗处理不同事务，信息系统也可以实现切换，现金清点也可以得到保证。这样不管是入院还是出院，患者随便去一个综合窗口就行。**办理出院**

的患者也只需要在科室将出院证明送到窗口，患者只跑一个综合窗口，就可以完成出院办理。

于是我们在2021年年初开设了综合窗口，取得了预期效果。

2022年，自助机具的功能更为丰富，不仅可以实现门诊缴费和入院预缴等基础功能，还可以满足病人对报告打印、清单打印、发票打印、挂号、价格公示、满意度评价等业务的需求，排队队伍更短了。

从2023年开始，医保实施门诊统筹，职工参保人员在使用医保卡缴费时就可以按照一定比例进行报销。我们及时响应政策，第一时间升级系统，在同年2月底实施了线上医保支付，很多年轻人带着手机打开电子医保凭证就可以进行医保支付及统筹报销。

但有一天，一位老太太却因为报销药费的事与我们窗口的工作人员发生了误会。此前这位老太太的医保支付及统筹报销，都是她儿子或儿媳妇来帮她办理的，但当天儿子和儿媳妇都有事来不了，他们觉得事情很简单，于是就给老太太交代了几句，让她自己办理。以前儿子或儿媳妇都是用手机电子医保凭证支付的，当天给老太太交代时，两人只和她说带好身份证，却忘记告诉她还要带医保卡。由于老太太没有带医保卡，也无法出示电子医保二维码，眼看事情无法办成，老太太着急了起来。工作人员见状立刻将老太太带到一旁，并主动联系了她的亲属，通过电话进行了沟通，解释了没有医保卡或是电子医保凭证，我们的系统读不出信息来，所以无法办理相关业务。经过商量之后，家属付款时通过微信视频出示了电子医保二维码，帮助老太太解决了问题。

虽然说这种事发生的概率不大，但万一之后还有类似的情况，我们总不能每次都这样被动。现在的网络科技如此发达，超市支付都可以刷脸，医院收费难道就不行吗？

好在医保部门很快就推出了支持刷脸支付的设备，我们医院也第一时间在窗口部署上线，它采用"人脸识别＋实名＋实人"的安全核验技术进行窗口智能结算，极大程度地提高了老年群体使用社保刷卡的便利性，缩短了办理时间，同时所用的医保终端设备和网络环境均通过国家医保局数据库，保障了群众就诊信息和医保基金的安全，还能杜绝盗刷医保卡等违法违规行为。

医院的挂号、缴费、取药等窗口是服务病人的前沿平台，它代表着医院的形象。患者和家属通过它们形成对医院的第一印象，医院的工作人员、管理者也可以通过它们知道病人的需求。因此，我们始终关注着医院的窗口工作，并坚持一切以患者的需要为目标，不断改善相关工作，提升服务质量、扩展服务范围。

通过重塑医院的"第一窗口"，患者"挂号难"的问题很快从根本上得到了纾解，患者对医院的"初印象"得以极大改变。在此基础上，从2017年年初开始，在确保周一至周五所有专科、专病、专家门诊的开诊后，为合理分流医院工作日的就诊压力，方便部分因工作、学习等不能来就诊的人群，我们又相继推出了周末专科门诊，配套门诊检查、取药的同步开放，进一步完善和改进了就诊服务。

2. 让急诊真正"急"起来

急诊是紧急情况下的治疗。急诊科是为急危重症病人诊治的地方，是急危重症患者的"救命枢纽"。急诊科的紧急性和不确定性让它成为医院中最具有挑战性的科室之一。医护人员必须迅速作出决策，采取有效措施，才能挽救患者的生命。

什么是急诊？

急诊的英文为"emergency treatment"，意思是紧急情况下的治疗。急诊科是为急危重症病人诊治的地方，是急危重症患者的"救命通道"。

作为医疗机构的重要组成部分，急诊科面临着多样化和复杂化的医疗需求。在实际工作中，经常会有部分患者或家属因病情紧急而表现出高度的焦虑和期望，认为患者应该得到迅速而有效的治疗。然而，也存在部分患者或家属对病情缺乏足够认识的情况，他们对进一步检查和治疗的必要性持怀疑态度。

比如，在急诊科经常会有这样的情况：医生正在诊室给病人看病，突然来了个抽搐、呼吸困难、胸痛、昏迷、大出血的病人，医生会马上丢下正在诊查中的病人，去诊治刚来的病人。这时正在就诊的患者可能会不理解，自己怎么被区别对待了？明明自己看的也是急诊。

在急诊科，还会看到这样的场景：某人捂着肚子，大声呻吟"肚子痛死了，医生，救命啊"，然而医生却关注着另一个躺着、反应差、哼都不哼一声的病人……有的患者可能会不明白，觉得医生怎么这么冷漠。

然而，事实是这样的吗？当然不是。被"丢下"的正在诊查中的病人，患的可能只是普通的感冒，而突然来的那个病人却是生命垂危的患者；腹痛、大声呻吟的病人患的可能是急性胃肠炎，而躺着、反应差、哼都不哼一声的病人可能是已经休克、生命体征不稳定、需要紧急抢救的患者……急诊的医疗资源有限，这种时候，急诊科医生所能做的就是根据病情的轻、重、缓、急进行分诊，优先诊治急危重症患者。

急诊科的紧急性和不确定性使急诊科成为医院中最具有挑战性的科室之一。紧急性就是面对紧急情况，医护人员必须迅速作出决策，采取有效措施，挽救患者的生命；不确定性则是指急诊的病例种类繁多，病情复杂。这导致医护人员往往需要在有限的时间内获取关键信息，准确判断病因和病情，为患者制订合适的治疗方案。

这里有一个发生在医院急诊科的真实故事。

一个平常的夜晚，急诊科里照例一派繁忙。

一位看上去40来岁的男性患者捂着脸颊走进诊室。

"你哪儿不舒服？"急诊医生问道。

"医生，我牙齿有点痛，你给我看下嘛。"男子面容痛苦，说话间捂着左边脸颊的手也没放下。

"好久开始痛的？吃过药没？"医生问。

"昨天锻炼回来就突然开始牙齿痛，吃了止痛药也不见好，具体哪颗牙我也说不清楚。"患者答。

"除了牙痛，有没有其他不舒服，比如心慌、胸闷、胸痛等？"医生追问。

"昨天锻炼完有一瞬间感觉胸口有点痛，其他没得啥子不舒服。"男子的声音显得有些虚弱，"医生，你给我开点止痛药就是了，我这个就是牙齿痛，我看外边那么多病人，我拿点药就回家，懒得跟他们挤。"

听男子说自己锻炼后曾有过胸痛，医生突然心头一紧。难道是急性心肌梗死？！于是连忙让护士带男子去做个心电图。

"医生，我不做检查，人太多了，还要排队，麻烦得很，我这个就是牙齿痛，你给我开点止痛药拿回家吃就是了。"男子还是要求医生开点药就是了。

"你这个需要先做个检查，我们再说下一步的处理。"医生坚决不同意男子的要求，"就是个简单检查，不需要排队，护士带你去做。"

男子这才没有坚持。5分钟后，护士带着心电图报告和男子回到了诊室。医生一看心电图——急性心肌梗死！医生立即启动绿色通道，将男子送进抢救室。经过会诊检查，男子很快被安排进介入手术室行手术治疗，最后康复出院。

"真的是捡了一条命回来。"后来这名男子来医院复诊时对当时接诊他的急诊医生感激不已，"还好医生当时坚持要我去做心电图检查，没让我回家。要是我走了，情况突然恶化了，可能就'洗白'了。"

这名男子能"捡"回一条命，很大程度上是因为当时的接诊医生有着良好的业务素质、丰富的临床经验和极高的责任心。如果当时他仅凭男子自述的牙痛症状，简单开点药就让他回家，那么一旦病情恶化，男子就会面临心源性猝死的风险，年轻的生命将岌岌可危。

可见，作为一名医生，尤其是急诊医生，需要时刻保持警惕，不能因为患者的症状简单而掉以轻心。急诊医生要用专业的知识和细心的态度，去洞察每一个细节，为患者提供最正确、合理、良好的治疗。

在大型公立医院内，急诊科往往是最拥挤的科室。然而，值得注意的是，其中的部分患者并非真正的急症患者，但人人都认为自己是最紧急的病人或者有不得不来急诊就诊的原因。当大量非急诊患者占用了医疗资源后，急诊便再难急得起来，也就出现了"急诊不急"的现象。这种现象在我们医院同样存在。

我在德阳任职的这家医院，急诊科最早成立时被挤在行政楼的一个角落，建筑破旧，设施简陋，占地面积小。直到1994年，沾市里成立"德阳市急救中心"的光，医院急诊科的地盘得到了一些扩大，设施设备也相应作了一些更新。随着时间的推移，医院急诊科也不断发展壮大。2006 年，市里将原来的"德阳市急救中心"扩展为新的"德阳市紧急救援中心"，我们医院的急诊科也整体搬迁入这个中心，然后一直使用到现在。目前，医院急诊科的占地面积达到了 1 262.23 平方米，从最初的"一个角落"变成了现在一个拥有三层楼、使用面积超过 2 000 平方米的科室。

然而，尽管急诊科在硬件设施上有了显著改善，面对日益增长的急诊需求，它依然有些捉襟见肘。每年超过 20 万人次的急诊量（其中成人 10 万次、儿童 10 万次），使急诊科的医护人员承受着巨大的压力。他们需要在有限的时间和空间内，为每一位患者提供及时、专业的医疗服务，这是一项充满挑战的工作。

"麦院，我们每天接诊量太大了，平均每天接诊都是几百人，这些看急诊的患者最常见的就是发热、感冒、扭伤、轻微烫伤、轻度外伤这些，基本是一些病情不至于在短时间内导致生命危险的，如果得到及时有效的治疗，大部分可以带药回家继续治疗，只有少数患者需要留院观察或者收入住院病房进一步诊断和治疗。但就是这些不急的患者占据了急诊室接诊人数的 90%以上。"

在我初到医院走访各科室时，急诊科主任在介绍科室相关情况的时候语气颇有些无奈。"我们的人力、物力资源是有限的，如果可以把这 90% 的患者进行有效分流，那么更多的急危重症患者，比如急性心肌梗死、脑出血、脑梗死、急性肺栓塞、消化道穿孔、严重车祸创伤的患者就能获得更多的医疗资源，得到更及时的救治！"

他的话让我想起卫生部在 2009 年下发的《急诊科建设与管理指南（试行）》，其中明确要求急诊应当制订并严格执行分诊程序及分诊原则，按病人的疾病危险程度进行分诊，对可能危及生命安全的患者应当立即实施抢救。急诊的预检分诊为什么没有起到效果呢？为了深入探究背后的原因，并从根本上解决这一问题，我们向前来急诊就诊的患者询问情况，结果发现，在繁忙的都市生活中，医院急诊常常成为许多人寻求医疗帮助的第一选择。

急诊科医生面对患者时常常有个疑惑："你这个病不是晚上才突然发生的，怎么白天不来挂门诊看病？"从医生的角度来看，急诊和门诊在诊疗效果上存在显著差异。急诊科的科室划分通常较为宽泛，主要区分内科和外科等大方向，而不像门诊那样细分专业。这意味着在急诊，患者可能无法像在门诊时那样根据自己的病情和医生的专长选择挂号。因此，在诊断治疗的选择性和针对性方面，急诊相对较差。除非是急危重症，否则看急诊的效果不如看门诊。

然而，在实际生活中，许多患者选择晚上前往急诊就医，这背后有着各种各样的原因。

"白天工作忙，没有时间挂号看病，只能利用晚上的时间来急诊科看病。"

"不清楚应该挂哪个科室，所以选择先挂急诊。"

"孩子白天在学校，只能晚上带孩子来看病。"

......

此外，还有一些患者白天已经做了检查，但报告晚上才出来，于是选择晚上到急诊找医生看报告。当然，也有一些患者确实是晚上突然感到不适，需要紧急就医。

面对这些不同的需求和情况，我们应该如何合理利用医疗资源，提高诊疗效果？我让病案管理科主任将医院近两年急诊科的接诊病种数据做一个汇总分析报给我，同时我也去了解了急诊科的就医流程，结合患者调研，最终得出了结论：急诊分诊没有达到预期效果，这背后有多重因素在起作用，比如患者到医院急诊科就诊需要经历"挂号—候诊—就医—缴费—候检—检查—取报告—看报告—开药—划价—再缴费—取药—治疗—离院"这一流程，患者需要在多个环节之间不停奔走，体验感非常不好；急诊科与其他科室的沟通协作不够紧密，导致患者检查不及时；患者对急诊科的认知不足，部分非急诊患者也选择到急诊科就诊，导致急诊科的患者数量持续增加，医护人员在面对大量患者时常常无法及时有效地进行分诊。

我们医院急诊科的空间布局确实存在一些限制，但我们不能因此而牺牲患者的便利和满意度。作为医疗服务的提供者，我们的核心使命就是为患者提供优质、高效、便捷的医疗服务。为了实现急诊科的高效管理和优化服务流程，我与急诊科、医务部、护理部和医工信息部负责人进行了深入的讨论和研究。我们意识到，**急诊科作为医院的重要窗口，其管理水平和服务质量直接关系到患者的生命安全和医院的声誉。因此，我们急需一种有效的**

解决方案，以提升急诊科的整体运营效率和患者满意度。

想要改变"急诊不急"的现状，就需要优化我们的急诊就医流程。在多次讨论和调研中，我们充分参考了其他医院的管理方案和先进经验，结合本医院的实际情况和需求，经过反复讨论和修改，最终确定了一个全面而具体的解决方案。

这个解决方案的第一步，也是其中最为重要的一步，就是将堆积在急诊室里的非急诊患者"剔"出来，使急诊资源得到最大化利用，确保真正的急危重症急诊患者得到及时有效的救治。

这项工作的基础是提高急诊预检分诊的准确性和效率。为了实现这一目标，我们加强了对医护人员的专业知识培训，使他们能够更加准确地识别急危重症患者。同时，医院制订了明确的急诊分诊标准，以及快速有效的评估和分类机制，确保患者在进入急诊科后得到迅速而准确的分诊。这样，急危重症患者就能够被及时识别出来，并得到优先救治，从而降低误诊率和医疗事故的发生率。

那么，那些白天因为上班、上学没时间或未能请假来医院就诊的患者又怎么办？为了解决这些在急诊预检分诊中被"剔"出来的非急诊患者的就医问题，一方面，我们通过制作宣传册、播放宣传片等方式，利用院内院外的各种平台，向大众普及急诊科的定位和服务范围，帮助大家更好地了解急诊科的功能和作用，让他们在前往医院就诊时能够更加明确自己的需求，合理选择就诊时间和就诊科室，尽量避免在急诊科"打挤"；另一方面，我们协调各临床科室，开设了周末门诊和夜间门诊，让这些非急诊患者在医院的正常工作时间之外也能就诊。

　　说实话，由于当时我们医院是德阳市唯一一家三甲综合医院，医院日常接诊量非常大，整个医院以及医护人员很多时候都是在超负荷运转和工作。因此面对开设周末门诊和夜间门诊这项工作，一开始各临床科室多少都有一些不情愿，但为了确保为患者服务好和促进医院发展进步，我们坚持了这一做法，并在绩效考核上对所涉及的临床科室给予了考虑。随后，各临床科室通过进一步加强科室管理，挖掘内部潜力，更加科学、合理地调配人手，很快把周末门诊和夜间门诊开展了起来。这样一来就大大分流了患者，减轻了急诊科的就诊压力，同时也为患者提供了更加灵活和便捷的就诊选择。

3. 病人不动医生动

急诊是急危重症患者的"救命通道"，也是评价一家医院医疗服务能力的一个重要部门。但由于诸多原因，急诊常常沦为患者入院的"通道"。必须彻底打破惯有的工作模式，改变"急而不救"的状态，让"通道式"急诊回归"救命通道"。

急诊医学体系的建设水平，很大程度上反映出一个国家、一个地区的综合医疗服务水平和管理水平。相较于其他医学专科，急诊医学是一门新兴学科，它起源于 20 世纪 60 年代，并于 20 世纪 70 年代开始发展。1979 年，急诊医学在美国正式成为第 23 个医学专业门类。1983 年，我国第一个院内独立建制的急诊科在北京协和医院建立。

2001 年，我赴瑞士日内瓦大学医院工作，在普外科从事有关胰腺和胰岛移植的博士后研究。在那里，我度过了大约 4 年的时间。这段在欧洲学习和工作的经历，不仅开阔了我的眼界，更让我接触到了医学发展、医院管理最为领先和前沿的成果、理念和经验。这对我在德阳担任院长的各方面工作都大有裨益。

在国外，**评价一家医院的医疗服务能力主要看两个科室，一个是急诊科，一个是重症监护室（ICU），所以急诊科建设是一**

家医院发展的必经之路。而如何采用先进的管理方法，提高急诊的管理质量和工作效率，是我作为医院管理者亟待解决的问题。

当时我们医院的急诊科基本上还是传统的"通道式"急诊科。所谓"通道式"急诊科，就是患者仅仅是在急诊科进行相应的过渡处置，涉及其他科室时就请会诊，会诊以后需要做手术的就收入相应的住院科室进行后续处理。在这个过程中，急诊科仅仅起到过渡"通道"的作用，相当于各临床科室病人入院的"入口"。

"通道式"急诊的流程往往存在诸多"痛点"，患者需要在多个区域间往返奔波。一个急危重症患者到达急诊后，先在抢救室进行相关处置，然后医护人员和家属再推着患者四处做检查，请相关科室会诊，最后将患者送到住院科室安排手术等后续治疗。例如，抢救室的脑卒中、胸痛患者，到达抢救室后要完善影像检查，就必须从急诊科转运到外科楼进行影像检查。检查后发现需要做介入手术，又必须将患者转运到门诊的介入手术室进行手术，手术完成后又要转运到外科大楼 ICU 住院。这不仅增加了患者的痛苦，也影响了救治效率。

在我看来，这种"急而不救"的状况与急诊科作为急危重症患者"救命通道"的存在意义不符，甚至是相悖的。为了改变这一状况，我们召集医院相关部门制订了一系列措施，举全院之力对急诊科和急诊就诊流程进行改革和优化，以实现急诊应有的价值。

第一项举措便是加大投入，在急诊科增加相应的各种检查、治疗设施设备，让急危重症患者在急诊科内部就能完成绝大部分相关检查和治疗，改变了原来医护人员和家属推着急危重症患者奔波在医院各处做检查的状况。

为了使急危重症患者在急诊科能够得到第一时间的救治，我们对急诊科医生的业务能力提出了新的要求，并制订、实施了急诊科医生能力提升方案，要求急诊科医生在完成本职工作的同时，根据自己的专业到相应临床科室跟班学习，提高业务能力，积累临床经验。

作为急危重症患者"救命通道"的急诊科，原本理所应当地是由急诊科、急诊医生来主导急诊患者的检查和救治。但由于观念和意识落后，我们急诊的工作模式存在很大问题，很大程度上让各临床科室在急诊患者的救治中当了"主角"，使急诊呈现出"通道式"急诊的状态，非常不利于急危重症患者的救治。

为了从根本上改变"急而不救"的现象，让急诊科从"通道式"急诊回归"救命通道"的本质，在配置齐全急诊相关的检查治疗设施设备，让急诊医生到临床科室跟班学习，提升能力、丰富经验的同时，我们开始对医院急诊的工作模式进行再造，将原来急诊科先做基本检查和处置，再请相关科室会诊的"会诊急救"模式，改革为由急诊科、急诊医生来主导急诊患者的检查和救治，由相关科室协助、配合的工作模式。

这项工作的推进经历了两个阶段。第一阶段，急诊科请各专科医生来急诊科对患者进行治疗。这相当于急诊科用自己的场地和设备搭建了一个"舞台"，请各专科医生来"唱戏"。在这一阶段，急危重症患者不再由急诊科流转至其他临床科室进行检查、救治，患者的救治时间得以缩短，救治效率得以提高。第二阶段，在人员和设施设备各方面条件具备的前提下，急诊医生第一时间"出手"对急危重症患者展开救治，再根据患者的病情和救治情况，联系相关临床科室医生给予协作、配合。这样一来，患者能够得到最及时的救治，抢救和治疗的效果都得到了明显的提升和改善。

在初步解决了急诊科"急诊不急"和"急而不救"的问题之后，我们开始探索进一步深化医院深层次的改革，让急诊科更好地发挥其作为"救命通道"的作用。

在一段时间里，我们医院的急诊科都是在"单打独斗"，要解决"单打独斗"的问题，就必须进行资源、人力、设备的融合。

为了改善这一状况，我与急诊科主任多次探讨，提出了建立一站式"急救大平台"的构想。一站式"急救大平台"的核心理念在于集成与整合。我们设想将原本分散在各个区域的功能整合到一个固定区域内，打造一个全面覆盖救治流程的急救平台。这个平台将集中医疗资源，包括急救医生、护士、医疗设备以及各种辅助检查设施，形成一个功能强大的急救中心。患者无须在不同区域间转移，所有的检查和治疗都可以在这个平台上完成。这样不仅能大大缩短患者的等待时间和移动距离，还能大幅度提升抢救成功率和治疗及时性。

经过与相关部门的多次沟通、协调、报建，2017 年，我们正式开始了急诊科的扩建之路。一是将抢救室扩大，确保急危重症患者都能进入抢救室治疗；二是在急诊科配备 CT、介入、超声、检验、心电仪器等支撑平台，真正做到了"病人不动医生动"。

2017 年，国家提出了"急救大平台"的概念，同年我院卒中中心、胸痛中心通过了国家高级验收。这时，我们的建设理念也从建立一个"急救大平台"扩展为建立一个"基于 MDT 的急救大平台"，以急诊科为基础，联合胸痛、卒中、创伤、中毒中心，建成"院前—抢救—后续治疗"的一站式综合救治体系。体系内不仅设有抢救室、病房、监护室，还融合了复合手术室、CT室、介入室以及超声、检验、心电等支撑平台，过去那种患者被推着四处做检查的情况成为历史，"医生围着患者转"成了新常态。

2018 年 2 月，急诊的扩建部分开始基建施工；同年 7 月，基建施工完成，急诊科业务用房面积较原来扩大了近 800 平方米。2019 年 1 月，数字减影血管造影与百级层流手术的硬件资源被整合入"急救大平台"，设置了可同时进行传统外科手术与微创介入手术的复合手术室，使原本需要分别在不同手术室分期才能完成的重大手术合并在一处一次性完成。

基于把患者的需求摆在首位的理念，在急诊"急救大平台"不断建设和完善的过程中，我们始终坚持"人民至上，生命至上"的理念，又相继把急救所需的检查检验、重症监护、输血等资源前移，集中设置在急诊科，设置急诊检验室、急诊监护室、前置输血冰箱等，让各科室医生围绕病人动起来，形成资源高度整合、学科联动协作的"一站式"综合救治体系。

2019年8月，医院的"急救大平台"正式开始运行。这样的资源集中平台能有效减少院内的转运环节，提升急危重症患者的救治水平，提高抢救成功率，改善患者的预后及就医体验。

"呜呜……呜呜……"2024年1月23日清晨8时52分，人们正沉浸在新春第一场雪的惊喜中，随着一阵急促的警报声，一辆救护车疾驰到医院急诊科，躺在平车上的小女孩被紧急送进了抢救室。

躺在平车上的英子（化名）只有4岁，当天清晨，从未见过下雪的小姑娘兴奋地瞒着家人跑到门外，结果还没来得及看一眼飘飞的雪花，就被一辆驶来的汽车撞倒在地……因伤情过重，当地医院在为英子做了应急处置后，迅速将她转送至我们医院。

8时58分，英子被送进医院的急诊抢救室。瘦弱的她脸色苍白，血压和心率非常不稳定，院外检查提示肝挫裂伤、失血性休克。按照紧急输血的原则，抢救室的医护人员立即从输血前置冰箱中取出O型血给英子输上。紧接着，超声科推来了床旁彩超，对她受伤的胸腹部进行检查。随后，英子又被送进与抢救室一墙之隔的急诊CT室进行检查。

20分钟内相关检查全部快速完成，但检查结果让医护人员的心一下子揪了起来。只有4岁的英子不仅出现了气胸和腹腔积血，腹腔后部有一处血肿，更为严重的是肝脏严重受损，整个肝脏右叶就像一块摔在地上的豆腐。

如果不能及时止血，英子极有可能因大量失血导致休克、死亡。危急时刻，医院立即启动了创伤救治团队，肝胆外科、急诊科、介入科、CT室、医务部等相关科室的专家赶到现场，为英子进行了MDT会诊。

万幸的是英子肝脏外的包膜尚未破裂，"兜"住了像摔碎的豆腐一样的肝脏。医生们决定立即通过介入栓塞的方式，对英子肝脏的出血部位进行止血。

9时15分，英子被推进了设置在急诊科内的复合手术室，一场与死神的生命博弈开始了。此时躺在手术台上的英子由于疼痛和呼吸困难，显得很是烦躁不安，不时哭闹着。在麻醉过程中，护士不断低下头贴在英子耳边，一面轻声安慰她，一面观察着麻醉效果。

为避免英子的气胸进一步发展，出现呼吸窘迫导致窒息性休克，在麻醉的同时，医生通过胸腔闭式引流为她排出了胸腔内淤积的气体。

9时45分，穿戴着全套铅衣、铅帽等防护设备的急诊科医生、介入科医生站上手术台，从英子的股动脉进行穿刺，放置好血管鞘，插入导管，注入造影剂……造影的情况印证了之前的CT检查结果，英子的右侧肝脏有多个出血点。医生立即通过导管，小心翼翼地一点点注入栓塞剂，将英子肝脏右叶出血点前方的血管一一"堵"上，此前四处外溢的造影剂慢慢消失在显示屏上。指挥控制室内，介入科主任、肝胆外科副主任等几位专家，则一边通过显示屏观察手术进展，一边分析研判病情，随时研究和调整抢救方案。

10时55分，手术顺利结束，历时100分钟的介入栓塞成功止血。英子被转入急诊ICU，由医护人员进行特别护理和密切观察。1月24日11时30分，生命体征趋于平稳、脱离生命危险的英子从急诊ICU转入普通病房，开始肝脏等脏器的后续治疗和康复。

对英子的成功抢救可以说是在"急救大平台"上演出的一场"经典大戏"。英子从被送入我院急诊科，到手术后转入急诊ICU，**她的所有检查、手术、护理都是在半径二三十米的范围内完成的**。能够做到这样，完全得益于我们依托急诊CT室、急诊复合手术室等建立起来的"急救大平台"。如果像以前那样在医院的各个科室间转来转去，像英子这样的重伤病人，其后果将很难预料。

4. Mayday

> 我们医院在全国医疗机构中率先引入"Mayday"机制，建立起一套完整的极危重患者救治的规范流程。这是一套面对极危重患者才能启动的非常态化流程，一旦启动就是全院响应、无条件优先，举全院之力，让每一例极危重患者得到最恰当、最有效、最及时的救治。

很多人听说"Mayday"这个词，都是因为一部叫《中国机长》的电影。这部电影是根据 2018 年 5 月 14 日川航航班备降成都的真实事件改编的。

当天，川航飞行员刘传健和机组成员驾驶 3U8633 航班由重庆飞往拉萨，飞机载有 119 名乘客。起飞约 40 分钟后，在离地面近一万米的成都上空，飞机突遇驾驶舱风挡玻璃爆裂脱落、座舱释压的极端罕见险情。在万米高空直面强风、低温和座舱释压，飞行员根本听不清楚无线电的声音，飞机无法和塔台双向交流，因此副驾驶拿起通信机大喊了三声："Mayday! Mayday! Mayday!"塔台在听到这三声呼救以后，第一时间让飞机降低高度，接着清空了空域内所有的飞机，包括军用机场的飞机全部不准起飞，同时将成都双流机场的所有航班取消，等待 3U8633 备降双流机场。最后，机长刘传健在通信中断的情况下，凭借着曾在同一条路线上飞行过一百多次的经验，安全降落在成都双流机场。

在电影里出现副驾驶呼喊"Mayday"一幕时，不少人都有些迷惑："Mayday"不是五月天吗？其实"Mayday"是国际航空航海的紧急呼救信号，它是 1923 年由英国伦敦一机场的无线电通信员费德里克所创的。当时机场负责人要他提出一个简单明了的词语来当作求救信号，方便飞机在发生紧急事故时与塔台联络。那个时期伦敦机场的飞机大多飞往法国，因此他提出了一个跟法语"m'aider"有相似发音的词语"Mayday"来作为求救信号，意思就是"help me（救救我）"。当飞机遇到万分紧急的情况时，飞行员会向塔台连续呼叫三声"Mayday"，这个时候塔台就会指挥所有的飞机为它让路，让这架飞机优先降落。

医疗机构的职责是治病救人，**人的生命只有一次，不能够有任何延误和差错。**飞机遭遇紧急情况时可以发出"Mayday"呼号来寻求地面的响应和帮助，那么，**当医院遇到需要调动方方面面的资源来进行抢救的极危重患者时，又该以一种什么样的方式来通告和调动各科室呢？**2016 年年底至 2017 年年初，经过前一阶段的考察学习和反复酝酿讨论，我们在全国医疗机构中率先将"Mayday"机制引入医院，建立起一套完整的极危重患者救治的规范流程。

我们的"Mayday"机制与急诊常用的绿色通道有什么区别呢？

按照《急诊预检分诊分级标准（2018 年版）》，预检分诊级别共分为急危患者、急重患者、急症患者、亚急症或非急症患者4个等级。急诊绿色通道属于医院急诊科的常态化操作流程，其根本还是以"患者找医疗资源"的模式进行，需要其他科室通过请会诊的方式实现，并根据其病情危重程度进行分级，达到不同程度的优先救治，强调医疗救治的及时性，始终属于科室层面的救治。

而部分极危重患者的救治除了需要医疗救治的及时性外，还需要全院协调各种资源参与救治。在临床诊疗工作中，医务人员会根据患者生命体征进行病情危重程度判断。这里提到的极危重患者，是指出现凶险性前置胎盘大出血、羊水栓塞，或遭受严重车祸复合创伤等濒死患者。一旦医务人员判断患者属于"极危重"患者，便可立即启动"Mayday"。自2017年至今，全院共启动11次"Mayday"。

那么，对于极危重患者，我们是否都做到了极致，挽回了每一个"应当"挽回的生命？面对每一例鲜活的生命，我们不仅应该"不放弃"，更重要的是还应该"尽全力"，举全院之力，让每一例极危重患者得到最恰当、最有效、最及时的救治，这也是我们建立"Mayday"机制的初心。"Mayday"可以理解为过去绿色通道的"升级版"，属于医院层面的救治，是针对极其危重的患者（重中之重）才能启动的非常态化流程，一旦启动就是全院响应、无条件优先。

具体怎么做好"Mayday"，我们也进行了很多尝试和努力。为了做到救治的及时性，我们在医院信息系统（HIS）中开发了

"Mayday"模块，通过信息化手段的提升，做到"最短时间"救治。授权人员（医务部主任、急诊科主任）可以通过系统实现"一键启动"。一旦启动"Mayday"讯号，患者在医院HIS系统中将被进行警示性标记，通过信息化手段进行全流程管理。手工流转的医疗文书也会加盖"Mayday"专用章。所有相关科室都会看到该患者的"Mayday"信息并保持密切联系，确保流程畅通。通过信息化手段做到"三个提前"：人员提前准备、设施提前等待、治疗提前干预。

在医院启动"Mayday"讯号后，医务部自动成为抢救"总指挥"，通过整合优质医疗资源，实现对病人的"最优资源"救治。全院各科室无条件优先配合，举全院之力，调动医院优质资源进行抢救。针对"Mayday"讯号的患者，我们通过最大程度的畅通优先，做到"最高级别"救治。医务人员为其佩戴红色专用腕带，在转运过程中转运车悬挂红色警示灯。同时，后勤科为"Mayday"患者提供电梯等待等服务，保证转运全程畅通。各临床科室、手术室、药剂科、输血科、检验科、影像科等科室，在保障其他患者的医疗质量及安全的前提下，由医疗组长或副主任医师以上级别专家为患者提供绝对优先的诊疗服务。院办、医务部、护理部、保卫科、临床医学工程科、物资采购部、医工信息部等职能部门为"Mayday"患者的救治提供管理协调和其他保障。

在现代医疗体系中，面对凶险性前置胎盘大出血这样的紧急状况，时间就是生命。然而，传统的处理方式往往因为烦琐的沟通流程而耽误了宝贵的救治时间。在传统的接诊流程中，一旦遇到凶险性前置胎盘大出血患者，医生通常需要立即给产科主任打电话，等待产科主任会诊后再由主任联系手术室、输血科以及其他相关科室进行术前检查、术前准备和输血准备。这一连串的沟通环节不仅浪费了宝贵的时间，还可能因为信息传达不及时或不准确而导致救治工作出现延误。

但是一旦启动"Mayday"，该患者向全院发出的检查、申请信号将全部带有"Mayday"标记，其他科室在收到带有"Mayday"信号的请求之后，会在保障其他患者安全的情况下自动停下手中的其他工作，首先处理和参与"Mayday"患者的救治。当然，不只是凶险性前置胎盘大出血，还有其他的极危重患者，比如羊水栓塞、车祸复合创伤等极危重患者都可以启动"Mayday"。

我们创新性地建立起医院的"Mayday"机制，实现了多部门协作，举全院之力，调动最优质的医疗资源，进行最高级别抢救，最大限度地节省时间，将"患者找医疗资源"转换为"医疗资源救患者"，提高抢救成功率。面对极危重患者，我们不仅做到了"不放弃"，更做到了"尽全力"。

中国有句古话叫"预则立，不预则废"。在我们建立"Mayday"这套极危重患者救治规范流程的时候，谁也没有想到这个呼号会如此之快地就在医院响起。

2017年2月23日7时许，医务部主任给我打来电话，报告说基层一家医院一名产妇在生产过程中突发羊水栓塞，全身抽搐，考虑弥散性血管内凝血（DIC），生命危在旦夕，需要转入我们医院抢救。

羊水栓塞起病急骤、病情凶险、难以预测、病死率高。羊水进入母体血液循环，会引发产妇肺动脉高压、低氧血症、循环衰竭、弥散性血管内凝血（DIC）以及多器官功能衰竭，这是极其严重的分娩并发症。羊水栓塞的尽早识别和诊断，以及多学科协同参与的通畅救治是其救治成功的关键。羊水栓塞是产科罕见的急危重症，治疗中需要产科、麻醉科、ICU、新生儿科、输血科等多学科协作。一旦怀疑羊水栓塞，应立即启动应急预案。在抢救中，重点是要准备大量的血液制品，必要时果断切除子宫。文献报道，有50%患者在1小时内死亡，5小时内约有2/3的幸存者发生严重和永久性神经损伤，同时还伴有肾脏功能、心肺功能不同程度的损伤。

"麦院，急诊科主任已经启动了'Mayday'。"医务部主任补充。

"好，不惜一切代价全力救治！"我叮嘱说。

尽管我们的"Mayday"机制刚刚建立，各科室、各部门还是迅速给予了响应。产科和重症医学科专家火速增援会诊，经多学科讨论，决定立即给产妇做子宫全切手术以保全生命，术后立即将产妇转到我院。在进行紧急抢救的同时，产科、输血科、ICU、麻醉科、介入科、呼吸内科、超声科、血液科等科室围绕这名产妇展开了多学科讨论。

经过 3 个多小时的抢救，该产妇血压回升、凝血机制有所改善、休克症状有一定缓解，但阴道、腹腔仍弥漫性出血。

16 时 05 分，进行介入止血。经过两个小时的手术，该产妇血压持续回升，出血量减少，生命体征相对稳定。在整个抢救过程中，该产妇输血总量超过 12 000 毫升，相当于把全身的血液换了 3 遍。

在全院各科室、各部门的全力协助和保障下，全院五十余名医护人员持续奋战了 3 个昼夜，成功挽回了这名产妇的生命。至2 月 27 日，患者的生命体征基本平稳。

此后经过一次次的改善、磨合、适应，我们的"Mayday"机制越来越完善，流程也越来越顺畅，在极危重患者的抢救中起到了非常好的效果。

2019 年 2 月 15 日，刚过立春的夜晚，空气中还透着微微的寒气。急诊科主任向我电话报告，有一例急危重外伤患者马上要送到我们医院抢救。我意识到伤者的情况可能会很危重，于是立即打电话给医务部主任。

"麦院，刚急诊科主任联系我了，我现在就在急诊抢救室等候伤员。"医务部主任的语气还算镇定。

我刚赶到急诊抢救室，就听见不知谁喊了一声"来病人了"，抢救室的弹簧门被一下撞开。"医生，快！刀片卡起了！"一名患者家属模样的男子急切地大声嚷着。平车上，一名男子微露着身体，面部表情痛苦，微闭着眼，有气无力地呻吟。让人触目惊心的是两片锈迹斑斑的农机刀片，一片直直地插进男子腹部，另一片则几乎穿透了男子的右侧大腿，伤口周围已经微微凝血。两片刀片间还连接着一根粗粗的连杆。

什么情况？！不光是我，就连"见怪不怪"的急诊科医生、护士们都吃了一惊。他们一面俯身查看着男子的伤情，一面向男子的家属和转送他过来的下级医院医护人员询问受伤原因和前期处置情况。

"患者是利器贯通伤！全身多发伤！腹腔脏器受伤情况不明！必须尽快手术取出刀具！"急诊科主任向我和医务部主任报告。

"一定要尽全力抢救。"我回答说。

"好的，麦院。"急诊科主任立即转身面向大家发出命令，"启动Mayday！"

"啪啪啪……"男子的入院证、检查单上被值班医生麻利地盖上"Mayday"的鲜红印章。

"Mayday！急诊科腹部贯通伤会诊……"

"Mayday！急诊科腹部贯通伤床旁彩超……"

"Mayday！急诊科腹部贯通伤紧急合血……"

"Mayday！急诊科腹部贯通伤准备手术……"

……

一串串指令通过网络、电话、对讲机发往全院。仍然处在慌乱、惊恐中的患者和他的家属哪里知道，无条件调动全院一切资源全力救治的绿色通道已经为他们敞开。

在"Mayday"口令的召唤下，骨科、胃肠外科、泌尿外科、彩超室、麻醉科、ICU的高年资医生从医院的各自工作岗位奔跑到抢救室。收到急诊呼救请求的消防救援队员也带着专业工具赶到了。

彩超结果显示，插进身体的农机刀片还没有伤及脏器和大血管，何其幸运！但由于两片刀片都插进身体，中间无法分开，如果患者稍微动一下，刀片极有可能移位，伤及周围的器官和血管，后果不堪设想。当务之急是必须尽快取出异物，消除这枚"定时炸弹"。

"马上CT检查体内异物周围的组织情况，决定术中取异物的方向和角度，避免二次损伤！"胃肠外科住院总发出指令。但急诊科值班医生却愣住没动，"这个患者目前的体位不宜搬动，而且根据现在的被动体位和异物的体积情况来看，是无法通过CT检查舱的。"

抢救室出现短暂的沉默。

经过医生和消防救援人员的现场商议，决定立即将伤者转移至手术室，先行全身麻醉，再用工具切割、取下农机刀片。为保证患者从急诊室转运至手术室途中的安全，医护人员、消防救援人员和伤者家属一道，抬担架的抬担架，拿设备的拿设备，其他的人则和医院保安一起，沿途疏散人群、拦停车辆。带着一路闪烁的"Mayday"警示灯的担架很快来到外科大楼，医院后勤管理部门的工作人员早已站在电梯门口等候。担架被抬进电梯，一路直达 11 层的手术室。

伤者被安全送到转运床上，消防救援人员设法将插入伤者身体的两片刀片间的连接杆切割开，但患者丝毫不能移动，也无法转移到手术床上，麻醉医生只能跪在低矮的转运床边，为伤者插管、给氧，实施麻醉操作。

麻醉后，消防救援人员开始切割刀片。由于担心切割过程中电锯的震动或者刺入物的移位给病人造成严重的二次创伤，麻醉医生一直跪在地上严密观察伤者的生命体征，随时准备应对伤者的心率、血压波动等异常情况。手术室巡回护士配合消防救援人员的操作，不停地往刀片上浇注生理盐水以降低温度，防止烫伤患者。手术室内火花四溅，空气分外紧张。

时间一分一秒地过去，一个个好消息陆续传来：穿透伤者右侧大腿的刀片取出，无大血管受伤；插入伤者下腹部的刀片取出，无脏器损伤。随后的手术一切顺利，手术结束后伤者的生命体征平稳，被转入 ICU 观察。2 月 16 日，伤者情况稳定后，被转到骨科按计划准备手术处理骨折。

虽然已经有了多次成功的"Mayday"实践，但我们并未满足，持续对"Mayday"进行时间节点管理和流程优化。通过不断分析总结，做到最大限度的改进完善。启动"Mayday"流程的患者都有完整的登记，特别是主要诊疗节点的发生时间（如就诊、重要检查结果、确诊、入手术室、手术结束、病情变化、死亡等）都精确到分钟进行管理。每一例"Mayday"完成以后都要统计分析，查找问题，及时整改。医务部也有专人追踪检查，进行"Mayday"救治流程的质量控制，根据问题组织演练，促进救治工作不断完善。

5. 让患者得到最快的救治

> 随着我国人口老龄化问题的出现，急性胸痛、卒中、多发创伤等一系列高度依赖抢救及时性的疾病的发病率呈逐年上升趋势。医护人员必须时刻保持警惕，严格管控时间节点，让患者在最短治疗时间窗内得到最有效的治疗，才能最大程度降低死亡率和致残率。

时间就是生命，这是急诊科最常听到的话。在与时间的赛跑中，医护人员必须时刻保持警惕，严格管控时间节点，才能为患者赢得生命。

随着我国人口老龄化问题的出现，急性胸痛、卒中、多发创伤等一系列高度依赖抢救及时性疾病的发病率呈逐年上升的趋势，这也更加凸显了急诊医疗服务体系中存在的问题。例如，卒中具有死亡率高、发病率高、复发率高、致残率高及经济负担重的特点，是严重危害我国国民健康的重大慢性非传染性疾病。作为神经科急诊的最主要疾病，卒中起病急、进展快，往往需要通过急诊卒中绿色通道优先就诊，让患者在最短治疗时间窗内得到最有效的治疗，才能最大程度降低死亡率和致残率。

2017 年，我们医院通过了国家高级卒中中心的验收，这标志着我们在卒中救治领域取得了显著的进步和成就。然而，和任何追求卓越的过程一样，验收过程中也揭示了一些需要改进的地方。特别是关于 DNT（Door-to-Needle Time，即患者从到达医院到开始溶栓治疗的时间）的问题，如何做好时间节点管控，成了我们医院亟须解决的问题。

为此，我们专门对医院 2017 年全年卒中溶栓患者的 DNT 数据进行了统计分析，发现 DNT 在 40～140 分钟波动，其中大部分集中在 50～120 分钟，这个数据显然与国家层面要求的 DNT 不超过 60 分钟还有不小的差距。这一差距不仅反映了我们在流程管理和工作协调等方面的不足，更直接关系到患者的生命安全和康复质量。从这个意义上来看，优化流程、强化管理，最大限度缩短 DNT，提高卒中患者的生活质量势在必行。

通过对医院影响和造成 DNT 延误的因素进行调查了解和全面分析，我们发现，**对 DNT 影响最大的是医护人员能否在第一时间准确地对卒中患者进行识别**。对于一些已经表现出明显卒中症状的患者，医护人员的识别判断相对较为容易。但对于一些症状表现不是非常明显的卒中患者，医务人员常常不能在第一时间准确识别判断，而将他们归集到候诊的普通患者人群中，造成处置延误。据统计，这种情况造成的 DNT 延误在 30～40 分钟。

第二个影响因素来自卒中患者家属权衡和决定的过程。虽然及时的溶栓治疗能最大程度降低患者的死亡率和致残率，但根据相关医学统计，目前进行溶栓治疗的患者中仍有三成左右病情得不到有效的干预，同时还有 3% 左右的患者在进行溶栓治疗后因发生并发症而死亡或重度残疾。加之溶栓治疗的药物较为昂贵，花费数千元，不少家属一方面急切盼望患者能够及时进行溶栓治疗，但另一方面又担心花了不菲的费用，发生出血并发症，最后落得个"鸡飞蛋打"的结果，常常犹豫不决。这个因素对DNT的影响一般在30分钟左右。

同时，接诊卒中患者的医护人员在采集患者的血液标本后，虽然会及时送到检验科，但因为样本上没有任何明显或者特别的标识，会导致检验科工作人员无法分辨，这种意义相对特殊的标本只能与其他普通标本一样，按照送达的时间顺序排队等候检验。

另外，当时我们医院急诊科没有配备神经内科医生，即使接诊的医护人员第一时间做出初步诊断，患者的血液检验结果也很快出来，家属也同意实施溶栓治疗，但仍要等待神经内科医生的到来。

为了改变这种状况，将DNT尽可能缩短到极限，我们首先**对医护人员进行了专项强化培训，提高了他们对卒中患者的识别、判断能力**，以确保患者能够在第一时间得到及时、规范的救治。同时，**在卒中患者的血液样本上附加醒目的专门标识**，让检验科的工作人员能够迅速判别、及时处理；并且在检验结果出来后，能够立即通知接诊患者的医护人员。**在急诊科配备神经内科医生，就能及时对卒中患者开展溶栓治疗。**

为了实现有效的时间节点管控，我们将卒中患者到达医院和开始溶栓的整个过程细分为"患者到达急诊""完成抽血""卒中小组到达会诊""出发前往CT室""血液标本接收""完成CT、血检报告出具""与家属沟通完成签字""使用药物溶栓"八个节点，制订了标准的溶栓流程，并对每个节点的具体任务、任务的开始和结束时间，以及所需的资源等作了明确的规定和要求。

在医院每周召开的卒中中心绿色通道工作例会上，医务部会对每一例卒中患者的每一个时间节点进行复盘，针对时间延误或者超过预计时间的环节，分析原因并进行改进，确保下一次不再出现相同的问题。

在复盘某位卒中患者的溶栓过程时，医务部发现血液检测报告出具时间延长了，通过分析发现，有标本配送慢导致检验科接受标本晚、设备陈旧又使得血液检测出结果慢等多个原因。于是**医务部规定，将卒中患者的血液标本作为优先物流转送，检验科协调最新最快的设备专门完成卒中患者的血液检测。**

解决完血液检测报告出具时间的问题，新的问题又出现了。CT 检查是卒中患者确诊和评估病情的关键步骤，复盘时医务部发现这个步骤所需的时间占据了整个 DNT 的大部分。产生这一问题的原因在于医院急诊科场地有限，CT 检查需要到外科楼 CT 室完成，所需时间较长。这不仅影响了患者的救治效率，也增加了医疗风险。为解决这个问题，经过急诊科、放射科、神经内科等科室的多次讨论，我们根据医院当时的实际情况，制订了一系列应急措施。优化急诊科与 CT 室之间的转运流程，设立专门的转运通道，减少不必要的等待和转运时间，确保患者在最短时间内完成 CT 检查；同时加强急诊科与 CT 室之间的沟通与协作，确保患者信息准确无误地传递，减少因信息沟通不畅导致的延误。此外，我们还引进了先进的医疗技术和设备，以**提高 CT 检查的速度和准确率，进一步缩短 DNT**。

经过一段时间的运行，卒中患者完成 CT 检查所花费的时间明显缩短，从之前的接近 30 分钟（从急诊出发到完成 CT 检查），到现在基本能控制在 20 分钟左右。

但是，这个时间还是不够短。我又开始琢磨，如果患者在急诊科就能完成 CT 检查，也就省去了路上转运的时间，那么 DNT 不是可以进一步缩短吗？患者的救治效率不是可以进一步提升吗？

我的这个想法正好和医院建设"急救大平台"的构想不谋而合，于是在规划"急救大平台"建设时，我们就**将急诊 CT 室放在了距离急诊抢救室最近的地方，"消灭"了 CT 检查转运环节**。急诊 CT 室建成后，神经内科提出急诊 CT 太老旧，不能满足急诊卒中患者的检查要求，于是医院又购买了升级的 CT 设备，将旧 CT 机器移至放射科做普通患者检查。这样既满足了卒中患者的检查需求，又避免了医疗资源的浪费。

DNT 越来越短，逐渐从 60 多分钟减少到 50 多分钟、40 多分钟、30 多分钟……**30 分钟确实达到了我们的预期目标，但这就是极致了吗？肯定不是**。于是，在每周的卒中工作例会上，我们继续提出问题、解决问题。

卒中小组从内科楼到急诊科路上要花费时间，这会导致会诊时间延长，于是**神经内科开通了神经急诊**；体重不同，溶栓药物的剂量不同，标准剂量为 1 人 1 支 50 毫克阿替普酶，但如果增加为 2 支又会造成第二支的浪费，临时取药又会花费时间，于是药剂科在溶栓箱内增加了 1 支 20 毫克阿替普酶备药，从而提供了更多的溶栓选择……**正是有了无数次的复盘与改进，严格了时间节点管控，才有了 DNT 的不断缩短。也正是通过这种持续改进和自我提升的方式，医院卒中中心绿色通道的工作质量才得到了显著的提升，为更多的卒中患者带来了希望和生机。**这不仅体现了医者仁心的精神，也展现了现代医学的魅力和力量。

2023 年 12 月 31 日，一年中的最后一天，我正在急诊科进行夜查房，熟悉的救护车鸣笛声在寒夜中响起，打破了原有的宁静。我一看时间，正好是 21:00。

随后急诊科出诊的医护人员和护工立即将患者从救护车搬运到平车，并迅速转移到抢救室。"患者，女，56 岁，左侧肢体偏瘫，考虑急性脑梗死，发病时间小于 3 小时，请做好溶栓准备。"抢救室医护人员一听到脑梗死，立即熟练地开始准备。

"王老师，麻烦尽快完成抽血；黎老师，请联系卒中小组到达现场；罗老师，请联系急诊 CT；李老师，请准备溶栓药物……"随着一系列指令的下达，现场有条不紊地忙碌起来。

21:04，抽血完成。

21:06，卒中小组（包括神经内科、神经外科等）到达抢救室。

21:07，卒中小组陪同患者前往距离抢救室 5 米的急诊 CT 室进行头颅 CT 检查，同时血液标本已送达二楼的急诊检验室。

21:10，头颅 CT 检查完成，患者没有颅内出血。

21:13，检验报告出具。

21:16，与患者家属完成沟通并签字。

21:18，用药，开始溶栓。每隔 15 分钟进行一次评估，1 小时后，患者溶栓完成，左侧肢体无力的症状出现明显改善。

这名女性患者，**从到达医院急诊至溶栓成功，经过严格的时间节点管控，中间仅用时 18 分钟。**在如此短的时间内，医护人员迅速评估了患者的病情，确定并实施了溶栓治疗方案，无疑为患者争取到了宝贵的救治时间。

6. 从"人等床"到"床等人"

就诊患者的数量不断增加，给医院带来了收治压力。受空间的制约，医院的住院床位不可能无限增加。但简化出入院流程、不断提高床位周转速度、实行全院床位统一调度等措施，却能在一定程度上将"人等床"改变为"床等人"。

我直到现在都还记得到德阳任职后，第一次走进外科大楼巡视的场景。

电梯门一打开，眼前的景象让我心中一沉。临时病床的增设已然到了令人咋舌的地步，原本宽敞明亮的电梯口被临时病床团团围住。这些低矮的病床从电梯口沿护士站和医生办公室的墙壁紧密排列，随着两条不同方向的通道深入整个病区走廊，如同一个个在战场上搭建起来的临时营地。在每一张病床的床下或周围的缝隙里，都塞满了大大小小的生活用品。病人们在局促的空间里或躺或坐，输液架在走廊中林立，空气中弥漫着令人倒胃的气味。医生和护士们在人来人往的狭窄过道里匆忙地穿梭，推着治疗车大喊道："让一让，让一让！"

外科大楼各楼层的情况毫无二致，到处都是人声鼎沸，让我仿佛置身于喧嚣的集市之中——就医环境和秩序也太糟糕了，这样的条件下，患者怎么能好好休息和康复呢？而另一方面，每个科室的主任都向我反映："麦院，病人太多了，你看我们加床都加成这样了，仍然有源源不断的病人在院外等床。"

其实，为了解决病人住院难的问题，医院一直在尝试各种办法。

2003年医院成功创建三甲医院以来，前来就诊的患者数量不断增加，为了提高接患能力，医院投入了大量资金加快基础设施建设、增加床位数量、购买新设备、聘用更多的医护人员。

2014年年中，也就是在我来德阳前的几个月，为提高病房床位周转率，缓解住院难的问题，医院采取了一个重大举措。在与当地医保部门反复磋商后，除门诊和住院两种诊疗形式外，医院又实行了一种新的诊疗模式——择期手术预入院。

按照传统的住院手术流程，病人住院做手术通常需要经历三个阶段：术前检查、施行手术、术后康复。按照医疗规范，术前需要采血化验、彩超、CT、磁共振、器官功能评估等一系列检查，这通常需要一周左右的时间。

因此在入院的前几天患者常常感到很困惑：我都住进来几天了，咋每天不是抽血就是拍片，为什么迟迟不手术？医生的回答中规中矩而又略显无奈："我也想早点给您手术，但您有些检查才刚做完，结果还没全部出来，为了您的安全，还不能安排手术，等结果出来我们会尽快给您安排。"

像这样为了等待所有的检查结果，入院几天了也没有做成手术的例子不胜枚举。从安全的角度来说，这种等待对医患双方来说都是必要的，但同时也意味着病床使用率和周转率的下降，造成床位资源的浪费。**如果能将患者的这些术前检查提前到入院前进行，就可以释放出更多空出来的床位，接收更多的患者。**

然而，按此前医保的相关规定，患者住院前的检查费用是无法报销的。要实现将患者的相关检查提前到入院前进行，就必须取得医保部门的支持。所幸，经过谈判，我们得到了当地医保部门的大力支持，"择期手术预入院"模式顺利推出。

按这一模式，疾病诊断明确、病情相对稳定、符合住院手术指征的手术患者，可采取"预入院"的方式，将入院后、手术前需要进行的术前检查在门诊做完，再根据病情缓急和床位情况，择期安排正式入院和手术。"预入院"的时间可达 7 日，其间患者只须缴纳住院预交款，不产生床位费、护理费等费用。各项术前检查及手术评估无异常的患者，可在手术当日办理入院，待入院预交款自动转为住院费用，前期在门诊所做的手术相关检查费用也纳入住院费用进行医保结算。术前检查发现有手术禁忌证且可以延期手术者，经医患双方协商后，"预入院"期间产生的费用按门诊费用结算。

这一模式的推行，在一定程度上提高了医院住院床位的使用率和周转率，也减轻了患者的经济负担。

受空间的制约，医院的住院床位不可能无限增加；"择期手术预入院"模式也不适用于所有临床科室和患者。到德阳赴任一段时间后，经过调研，我把目光放在了床位周转率上。

前一个患者出院，后一个患者才能入院。前一个患者的住院时长，在一定程度上决定了后一个患者需要等待多久。我从医院运营部门了解到，当时我们医院住院患者的平均住院时间在 11 天左右。11，这个数字的背后潜藏着巨大的可挖掘空间。

我到熟悉的肝胆胰外科了解情况，和科里的医生们讨论有没有可能缩短患者从手术到出院的时间。他们告诉我，胆囊切除这类基础小手术目前量很大，通常患者从手术到出院需要 5～7 天。如果能让这一类手术的住院时间缩短，床位腾空的速度就能加快，病人等待入院的时间也能缩短，以前只能接待一位患者的时间就可能接待两位，甚至多位患者。

我不由自主地想到华西医院短时、高效的日间手术[1]方式。华西医院有很多住院等候手术的病人，有时需要等候 3 个月到半年，更长的可能要等一年以上。为了让患者安全快速地享受住院服务，2009 年，华西医院成立了日间手术中心，患者手术后 36～48 小时即可出院。尽管华西医院的日间手术方式已推行多年，但由于这一方式不仅要求整个手术流程快捷通畅，还要求医院要有保障患者安全的有效措施，同时还需要医保部门的支持和配合，所以省内其他医院一直没有"跟上"。

能不能成功复制华西医院的这一成功经验，我们心中都没有底。但"择期手术预入院"模式的成功，为我们日间手术的开展做了一个好的铺垫，也给了我很大的信心。于是我决定自己来当

---

1 日间手术：24h 内完成入院、手术、出院，因病情需要延期住院的特殊病例住院时间不超过 48h。

"第一个吃螃蟹的人"，主刀医院第一例日间手术。

这是一例经腹腔镜行胆囊切除手术的病人，术前、术中和术后一切事项出奇的顺利，这位患者在48小时内成功完成了"入院—手术—出院"的全过程。患者出院时我特别交代他和家属，回家后如果有任何不适和疑问，可以随时给我或者病房打电话。为了进一步保证术后的恢复顺利，我同时向他的主管医生及责任护士提出，至少术后3天内要每天给患者打电话了解恢复情况，指导患者康复，安排好院外随访。

"麦院长，您好呀，我是上周您做胆囊手术的那个病人。"大概一周后，我接到这个患者的电话，他的声音快乐而爽朗，"真的非常感谢您给我安排的诊治计划呀，我恢复得很好很快，住院效率也挺高，体验很不错。之前我一直非常担心，担心住院时间太短不能达到治疗效果，担心回家太早了术后的康复不顺利。如果不是院长您亲自给我做手术，我还真是不敢选择做这个日间手术呀！"

患者的电话表达了他的感谢，令我心暖，但也提醒我一旦住院时长缩短，患者在这种从未接触过的医疗模式下，会对医疗技术是否能跟上感到担忧；再就是出院后没有专业人员的观察，假如出现什么异常，患者及家属无法及时准确地评估情况。

对任何一家医院来说，"质量"和"安全"无疑是最为核心的东西。医院日间手术的尝试算是成功了，但在手术本身之外，如何更好地保障医疗安全，是我们必须考虑和重视的问题。这个问题不解决，日间手术就不可能推广开来。

要保障医疗安全，首先要制订严格的管理制度，例如准入制度、出院后延续性护理制度等，这些都是日间手术安全保障的基础。基于这一认识，医务部与护理部经过考察和学习，结合自身的特点，制订出了一套适合医院的日间手术医疗质量安全保障制度和流程。这套制度一是加强了临床路径管理，对疾病诊治进行了标准化；二是建立了微创培训基地，成立了介入与微创中心，全面实施外科手术"微创化"；三是从术前用药、麻醉方式及术式选择、镇痛、术后营养支持及活动等多方面建立了标准日间手术路径；四是引进了快速康复理念并进行临床推广。

在此基础上，医院的这套制度还对日间手术实行了严格的病种准入、术式准入、主刀准入、患者准入，实行了严格的授权制度。"医护麻"必须把关病人筛选，进行术前评估，以保障日间手术的安全性。同时，规定对患者手术后进行评估，出院前再次评估，不达标准的患者转入专科继续治疗。此外，医院还与市内不同区域的医疗机构建立了双向转诊机制，术后的特殊情况可就近进行初步处理，然后再经绿色通道返院治疗。为了提高患者对日间手术的接受度，日间手术中心拟定对出院患者在术后的 24 小时、48 小时、7 天、30 天内，进行多次分段电话随访，了解患者的术后情况，进行康复引导及健康教育，缓解患者对可能出现的术后恢复不佳的焦虑。

就这样，在硬件软件各方面都有了保障后，2015 年 10 月，医院成立了日间诊疗工作推进项目组，打破传统科室的壁垒，建立跨部门的 MDT 管理团队，统筹推进日间诊疗工作。2016 年 6

月，医院率先在全省地市级医院成立了日间手术中心。2017年6月，医院又研发了以患者需求为导向的日间手术术后患者个体化居家照护随访系统。2021年3月，开展首例胸腔镜肺叶切除日间手术；2021年5月，启用眼科一体化无床病房，开展日归手术[1]；2022年4月，开展胸外科日间手术，并整合日间放化疗成立日间诊疗中心。

医院开展日间手术以来，发展形势可谓喜人。2016年全院日间手术4 220台次，到2017年猛增到8 147台次，2018年全院日间手术8 341台次，2019年全院日间手术进一步增加到9 722台次，到2022年全院日间手术已高达13 493台次。2022年日间手术占择期手术的比例达38.74%，较2021年上涨16.24%；其中三、四级日间手术占比84.55%，较2021年上涨0.99%，日间术种已多达304种，实现了医院、患者、医保三方受益的目标。这一项目的成功实施也引起了许多同行的关注，医院共接待省内外七十余家医院来访。与此同时，医院还组织了专题培训10次，开展了日间手术专题省级继教项目3项，医院医联体内共有3家医院已开展超过500例日间手术，快速实现了"中心开花，基层落地"的项目目标。此外，医院还完善了一套统一化的全流程信息系统和管理机制，可以推广借鉴。

当然，实行日间手术最大的受益者还是患者。在生活节奏越

---

1 日归手术：当日入院、手术、出院，比日间手术用时更短。

来越快的当下，这一模式使不少因工作、生活、学习终日忙碌的患者，有了新的手术和治疗选择。

2022年9月26日上午，张女士因"间断反复右上腹疼痛2+月"来医院就诊。经腹部彩超等相关检查，医生诊断她患有胆囊结石伴慢性胆囊炎，随即建议她择期进行手术治疗。张女士在详细了解具体方式后选择了当天办理预约入院手续，并很快完善了抽血、心电图及肺部CT检查。当天下午张女士返回工作岗位。9月29日下午，张女士来院签署了手术知情同意书后返回家中；9月30日上午，张女士来院办理入院手续，很快在当日上午就完成了腹腔镜下胆囊切除术，术后恢复良好，术后3~4小时下床并可于病房办公。次日清晨张女士顺利出院，经短暂的2~3天假期休息，于10月4日完全返回工作岗位。

"我之前因为工作忙，一直没有时间安排手术，因为检查、手术、恢复需要太多时间，我的工作也请不了那么多天假期。从来没有想过你们让我一天内就完成了手术并出了院。"张女士出院时对医生、护士表示了由衷的感谢。

张女士的情况是一个缩影，更是目前医院的一种常态，反映了医院之前所面临的挑战与困境，也体现出了在经过不懈努力之后结出的累累硕果。患者的需求是一盏明灯，照亮了我们前进的道路，提醒我们不断改进，为患者提供更优质的服务。

回顾医院日间手术从构想到落地，我深感日间手术的结果体现在"快"，但功夫却在"快"之外。

"快"之外的功夫之一，是不断规范麻醉方案，从术前准备、手术实施到术后康复实现同质化管理。缩短术前禁食时间，超前、规范化镇痛，出院时进行评估性镇痛。患者全程舒适、无痛感，这使日间手术具有良好的口碑而有了更广的接受人群。

"快"之外的功夫之二，是各种层次的多学科体系。麻醉、营养、康复、中医，各学科充分发挥优势，围绕让患者迅速达到出院标准的目标制订个性化方案。每名日间手术患者能够轻松踏出医院大门，背后都是多学科整合优势资源的全力支撑。

质量是贯穿日间手术全程的一条主线，为此医院从病种、医生到患者，严把三个准入关；坚守入院前、出 PACU[1]、出院三个环节的评估；坚持出院后随访，备好住院期间和出院后的应急预案。这些举措将日间手术的人员环节、时间节点严格按照标准进行管控，以确保医疗质量。

医院按日间手术管理模式建设的信息系统，覆盖了日间手术患者院前、院中、院后的全过程，从医疗护理质量指标监测、个性化健康宣教到基层伤口管理网点，都由信息系统进行数据收集、分析和推送，减轻了医务人员的工作量，畅通了医患沟通渠道，还为临床实践及应用基础研究提供了依据。

同时，日间手术的经验在医院各科室得到了广泛应用，拓展

---

1 麻醉后监测治疗室，postanesthesia care unit。

出日归手术、日间放化疗等日间诊疗模式，成了此后医院各个领域提高运行效率的催化剂。

"本来以为入院前把检查做了等着手术就省心了，谁知道做检查的地方一个在这边一个在那边，一个喊今天来一个又喊明天来。""择期手术预入院"推行后不久，虽然总体反映很好，但患者也有一些抱怨。"来来回回跑了好几趟，今天终于把报告拿到了，本来我打算找医生问清楚什么时候入院，可护士告诉我管我的那个医生去做手术了，不晓得等得到他不。"

患者的这些抱怨让我意识到，医院的管理和流程还存在问题，须尽快改进和完善，才能确保医院运行顺畅，保障患者的权益。

世界上没有什么困难，只要你去观察它。

平时坐在诊室里给患者开入院证的我决定以一个普通患者的身份，亲身去体验一下入院流程，循着每一个饱受病痛折磨的患者的脚步，去亲自感受患者就医过程中的"痛点"。

按以前的流程，患者入院要先在门诊缴费，再去住院部。医院的住院部分布在外科大楼、内科大楼、综合楼、南苑大楼等多个区域。如果患者是第一次来，大多都会因为不熟悉路线而感觉身处迷宫。

到了住院部以后，患者就要预约登记，等待住院医生开具一系列的检查，这些检查需要患者自己去各个检查室排队预约。做完检查之后，再把报告拿回临床科室，临床科室的医生或者护士会建立一个预入院病人的病历夹来保存报告单，等检查结果都出来后，医生决定这个病人可以入院了，再电话通知病人。

一趟下来，复杂的路线、烦琐的手续、重复的排队让我深刻体会到患者入院的艰辛，我有了一个与他们一样的感慨：如果只用去一个地方，排一次队，就能走完所有流程就好了。

基于这个感慨，我找到整个流程中各个环节的人员了解情况，我想知道患者从住院医生处看诊后到入院的这段时间里都是怎样被管理的。得到的结果让我十分吃惊——似管非管，出现了管理上的"真空期"。因为预入院患者既不是门诊患者，也不是住院患者，他们依赖于住院部医生的自觉管理，但是住院部的医生精力有限，不会像管理住院病人一样每天去查房和病人面对面交流。医患之间信息不畅通，大多数病人在此期间还会来病区 3 到 4 次，比如找医生看检查报告，医生要补充病历、新增检查、询问入院时间等。

"事以简为上"，入院的流程是该简化了，更要想办法规范管理预入院的患者，让他们在入院前感到安心。把所有涉及入院流程的窗口都集中起来，组织专门的团队来管理，为病人提供"只跑一次"的服务，这是我最初萌生的想法。

要让这个想法实现，一定是自上而下的大变革，因为它会改变医生的工作模式。于是我牵头建立了包括院办、医务部、护理部、运营部、医工信息部等跨部门的入院准备中心管理团队，启动了中心的一期建设项目。

2020 年，入院准备中心正式运行。这个中心整合了涉及办理住院的各个功能窗口，提供包括入院、采血、检查、预约、沟通、麻醉评估、护送安排或指引等的一站式服务。

入院准备中心是一个有些特别的服务窗口，它没有玻璃隔断，让患者和医护人员可以零距离交流。来到这里，患者除了感受到便捷，还会感受到一份温暖。它也为预入院患者和住院医生架起了沟通的桥梁，患者不用再频繁跑到病区，反复向医护人员表达自己的诉求，只要电话联系入院准备中心，就会迅速得到反馈。

当患者挂号就诊时，由主诊医师在门诊对其病情进行充分评估。主诊医师为需住院治疗或需手术治疗的患者开具电子住院证，并开具入院后所需要做的各项检查、检验项目。

患者到入院准备中心预约登记时，工作人员根据医嘱，为患者提供抽血、心电图、超声等常规检查，并提前预约 CT、磁共振等特殊检查。常规检查、检验项目在预约入院当天就可在入院准备中心做完，即使是检查项目较多的大手术患者，如需要做磁共振、CT 扫描等特殊检查项目，中心也能够保证大部分项目在 24 小时内完成，只有少数预约检查会在入院后进行。术前麻醉会诊也前移至预入院时完成。最后，工作人员会根据医生的手术及治疗情况为患者合理安排入院时间。

在等候预约期间，住院医生一周会联系患者 2 至 3 次，让预入院患者感受到来自医院的关心。

由于时不时在住院病区转悠，我发现尽管不少科室住院患者人满为患、加床多多，但有些科室却不时有病床闲置着。相关的统计数据也证实了我看到的现象。医院共有 50 多个病区，随机抽取一个月的数据后我发现，床位使用率超过 100% 的有 16 个病区，最高者甚至超过 130%；而床位使用率不足 90% 的竟有 22 个病区。这意味着床位资源的使用极度不均衡，"一床难求"和"一床求不到人"的尴尬局面并存。

我和运营管理部负责人就这个问题专门作了调研，发现床位资源分布在各科室，虽然数量相对固定，但是不同疾病的发病率存在季节性差异，因此造成了床位使用不均的现象。比如秋季天刚变凉，是做手术的好时节，部分外科的床位就不够用；暑假是学生就诊的集中期，儿科、眼科、牙科等学生择期住院的科室往往一床难求；而冬季则是心脑血管疾病的高发期，心脑血管内科以及呼吸与危重症医学科的床位就会变得紧张。

这种现象和管理模式让我意识到，床位由各科室自行管理这种"各自为政"的习惯做法必须改变，才可能使床位资源得到最大化程度的利用。

在精益生产的理念中有一个"拉动原则"，强调整个供应链的驱动力产生于顾客的需求。这种原则放在医院中也同样适用，当一位患者需要病床时，尽管因为本科室病床不足，他会被转移到住院部其他科室，但只要不是在原地无谓地等待，就算是拉动了资源。

病床虽然属于某一个科室，但也属于医院的共有资源，有没有可能打通科室间的床位界限，将各临床科室的床位面向全院开放？从全院的角度进行调配，将床位变成可共享的资源，就能把空床位合理利用起来。

航空业中有一种两个航空公司之间节约资源的合作模式——"共享航班"。A航空公司允许销售B航空公司某个航班的机票并挂上A公司的航班号码，但全部由B航空公司为旅客提供服务。这让我得到启发，不让患者等待是我们的基本原则，既然有的科室床位富余，有的科室病人多到需要在走廊加床，为何不能把加床的病人收治到有多余床位的科室呢？同"共享航班"一样，允许A科室借用B科室的床，患者的诊疗由A科室医生负责，但是各项住院服务均由B科室提供。

事实上，这种让单张床变N张床的做法在国内已有先例，这种管理模式被称为"全院一张床"。为了找差距、补短板，我带队去相关医院参观学习，希望形成具有本院特色的"一张床"模式。

推行"全院一张床"不是小打小闹，初步的做法是将入院准备中心升级，打破科室的限制，在全院范围内来统筹管理床位。

医院此前的床位分配管理制度把病床划分到病区，这导致一些病区医生把这些床位当成"自留地"，收治病人的决定权在医生手中。现在病人的收治权被移交到了入院准备中心，入院准备中心会根据病人的病情调剂病床，如果病人需要住院，完成登记手续后便可以安心等待预约入院通知了，无须自己找床位。这样一来，情况就从"病人等床位"变为了"床位等病人"。例如一位胃肿瘤患者需要住院手术，但是胃肠外科刚好住满了，入院准备中心考虑到这位患者病情紧急，在完善术前检查的当天下午，就为这位患者调配到尚有余位的消化内科的床位。

但不管患者被调配到哪个病区，他的手术医生必须为他提供全程的诊疗服务。医生和某一具体病区解绑，从以前的负责固定病床的固定病人，变成了现在负责不固定床位的固定病人。这种变化彻底改变了大家原有的工作节奏，医生们常常感叹自己现在是"日均两万步，工作难度成倍上涨"。

对于护士来说，医院版"共享航班"的挑战更大。以肝胆胰外科为例，放在过去，如果科室患者少，护士们可以相对轻松些。如今要是有空床，其他科室的患者就会住进来，日常照护则由肝胆胰外科护士负责，每位护士可能同时与两个或三个专科医生合作，需要具备很强的跨科护理能力。

为此，我专门叮嘱护理部主任要继续主抓人才培养，最终要让所有护理人员完成从专科护理到多学科护理再到全科护理的延伸过渡，保证最大限度满足患者的住院需求。护理部主任笑言自己"压力山大"，但行动起来却一点也不含糊。他们联合入院准备中心和各病区，对收治跨科室病种较多的护理单元给予了及时的专科指导及业务培训，通过护理会诊、疑难病例讨论等形式解决了一些较复杂、难度较高的专科护理问题，并积极利用微信平台加强了科室之间的配合，及时解决调床过程中遇到的各种问题，为"一张床"模式的运行保驾护航。

最终的结果是可喜的，不仅护士们的精细观察能力、独立解决问题能力、协调能力和适应能力得到了提高，大家不断学习和做科研的内生动力也增强了。医护人员更加自觉地钻研新业务、掌握新技术，全院医疗技术水平和服务质量得到了大幅提升。

同时，入院准备中心能根据医疗组的手术日进行手术预安排，患者在办理预约入院的同时基本明确入院及手术时间，在满足患者诉求、医生要求的同时让手术间得到充分利用，实现了患者的计划性入院、手术及出院，最大限度地将医疗、护理等资源优化组合、科学配置、充分利用，提高了床位运行效率，扩大了床位利用空间。

作为管理者，不仅要把患者的利益放在前面，也必须关注职工的利益。最新匹配的绩效核算方式，将医生奖金与科室收支结余脱钩，与工作量、医疗技术的难度和复杂程度挂钩，从而激励医生在本专科床位不足的情况下拓展床位，积极收治患者和提高医疗服务水平，让医生发力形成良性竞争氛围，从而提升医院的核心竞争力。

"今天我们已为4名患者申请到消化内科的床位。"谈起我们的医院版"共享航班"，胃肠外科主任春风满面，"要是以前，科室床位满员了，就无法再收治病人了，新管理模式让我们的业务拓展了。"

"你们是'借入'活了，我们是'出借'活了。"心胸血管外科主任笑着说，"这段时间是我们科的手术'淡季'，科里每天都有床位'出借'，最多的一天有6名患者从肝胆外科转过来，以前常常空置三分之一床位的情况已经不太出现，沉睡的床位终于被盘活了。"

如今，把空床调配给有需要的患者，最大程度避免医疗资源浪费的"一张床"理念已在医院深入人心。床位"出借"与"借入"的合理流动，如同可变的潮汐车道，极大地提高了床位的使用率和周转率，使更多的患者及时得到了治疗。

在城北新院区，医院打破传统内外科的"藩篱"，设置了头部、心胸、腹部、肿瘤、创伤五大疾病中心。各个中心的住院床位同样由入院准备中心集中管理，统一调度，彻底实现"全院一张床"，让医生围着病人转，以医疗资源的流动代替患者的奔波。某次向相关领导汇报这一思路时，我曾打过一个比方。在城北院区这种"五代医院"的管理模式下，**医院的入院准备中心就好比是一个可供各航空公司使用的飞机场，它负责提供和维护相关设施，医院各科室、医疗组，乃至医生个人，则相当于大大小小的航空公司，各个"航空公司"都可以到"飞机场"租赁使用场地和服务。**

思路决定出路，观念决定方向。在解决患者住院难的问题上，我们不再沿袭过去不断扩大规模、做加法的道路，而是不断简化流程、做减法，学习先进的经验和理念，进行管理上的变革。

第三章

给医院动『手术』

对手术室进行更新扩建、规范医护人员的行为习惯、强化医用耗材的使用管理……对医院来说，唯有从细节入手，不断对不够合理的管理、医疗、服务过程进行改进、优化，才可能实现"以患者为中心"这一宗旨，提升患者的就医体验。

破与立，是中华优秀传统文化中关于事物变革创新的一对辩证关系，蕴含着古代先贤破立并举、革故鼎新的智慧之道。立是破非，是改革的基本逻辑。任何改革创新必定有破有立，必定都是一个立是破非的过程。

10年前，我们确立了在城北新院区引入当前世界最新的医院建设发展理念，打造一座德阳版"五代医院"的努力目标。这座新医院打破了以往内外科泾渭分明的做法，在MDT理念下对医院科室进行了大幅度重组，按照人体解剖部位设立了多个疾病中心，把疾病种类相接近的医生诊室集中在同一区域，在最大限度方便患者的同时，也有利于内科医生和外科医生之间的沟通交流，实现多个科室的联合会诊，为患者提供最优的治疗方案。

对于传统医院而言，"五代医院"的建筑布局、组织形式和管理模式无疑是颠覆性的。为了让我们能够尽快跟上医学、医院的发展步伐，适应"躺下来"的"五代医院"的要求，不至于陷入"穿新鞋走老路"的尴尬，这十余年里，我们在坚守"质量、安全"这两个医疗核心的基础上，遵照"一切以患者为中心"的理念，边破边立，在医院管理、学科融合等方面作了大量的改革与准备。

1. 让手术室充满人文关怀

手术室是对患者进行特殊治疗的地方。为患者提供最快捷、最安全的手术治疗场所，是医院管理者必须考虑和着手实施的一项工作。需要秉持"一切以患者为中心"的理念，不断优化流程、完善配置、提升服务。

最初的手术往往是伴随着痛苦与恐惧开始的。随着人类社会的发展与进步，两百年里手术也不断"进化"，成功地让手术给患者的印象从最初的疼痛与不安，逐渐变为"无痛"和安全。在所有治疗疾病的现代治疗方式中，外科手术是较为直接的方式之一。对于外科医生而言，一台手术，不止需要医者的专业技术，更需要对生命脏器的呵护与敬畏。

即使担任了院长，我仍是一名外科医生，手术注定是我一生的事业，也正因如此，我对手术室总有些特殊的情结。作为外科医生，患者的胰腺牵动着我的一呼一吸，切除坏掉的部分，修复留存的部分，一切为了患者的脏器安全、生命安全，这就是医者的神圣使命。闭合腹部，手术室内患者生命体征平稳，手术顺利完成，我的疲惫与紧张瞬间得到舒缓。每一位患者，都是外科医生最重视的"朋友"；每一台手术，都是外科医生最宝贵的经历；每一间手术间，都是外科医生最英勇的"战场"。

我到德阳赴任后才发现，位于外科大楼顶部的医院手术中心只有15间手术室，而且设施设备极为老旧。但在此前的十余年里，随着经济社会的发展，医院也得到了迅速发展，患者数量和手术例数都快速增长。我到医院任职的时候，医院的手术排期已经推迟到一周以后了。也就是说，尽管一位患者在门诊看诊后，医生建议他尽快进行手术治疗，但是这一周手术室已经排满了手术，这位患者最快也只能下周才能接受手术。

这种现象在当时已经是常态。以肝胆胰外科为例，76.4%的手术患者手术排期在一周左右。这给我们敲响了警钟——手术中心现有的手术室已经无法满足患者的手术需求了。考虑到日益增长的门诊患者数量，如果不尽快扩建手术室，医院的手术中心将无法正常运转，患者等待手术的周期将会越来越长。优化手术室布局流程、增加手术间数量已刻不容缓。

经过5次调研，结合医院近年来的门诊量和手术量，我们经过测算发现，医院手术中心的手术室至少需要再新增15间。并且出于有效实现设施设备共享、最大化节约现有资源、便于统一管理、降低安全风险等方面的考虑，新扩建的手术室不能分散在其他楼栋，只能紧邻原来的手术中心。

我们遇到的第一个难题就是空间的局限。医院可使用的面积就这么大，医院手术中心原有的手术间、麻醉恢复室、行政办公室等，主要分布在外科大楼的12层以及11层的部分区域。经过实地勘查，我们决定新增一层楼供手术室使用，把手术中心的使用楼层由原来的一层半扩增为两层半，这样才能实现至少新增15

间手术室的目标。为此，我们对外科大楼的病区分布也进行了重整，将部分临床科室迁出了外科大楼，同时压缩了医院行政后勤部门的办公用房，将这些场地用来安置从外科大楼迁出的临床科室。

扩建的区域有了，接下来的问题就是新的手术间要建成什么样？

这不禁让我想起几年前自己还在华西医院时，受邀来这里做的那场手术。

按照相应的规范，为适应不同类型的手术，医院的手术室要有合适的空间，既方便医护人员操作，又要有足够的地方放置各种设备和器械。而且手术室必须具备必要的通风、温度控制和消毒设施，以确保无菌和洁净的环境。但当时医院手术中心的手术室不仅相对狭小，装修陈旧，而且整个手术区域的温控设备因为常年处于服役状态已不堪重负，导致手术室的温度和湿度控制不稳定，偶尔会出现冷凝水滴落的现象，严重影响医护人员手术的专注力。并且接受手术的患者容易感到寒冷，进行手术的医护人员也常常感到寒冷不适。更重要的是，这对手术室的无菌环境造成了很大破坏，极有可能影响患者的健康，给手术安全带来了很大隐患。

因为当时我只是受邀过来做一台手术，虽然感受很差，但也只能皱皱眉头而已。现在我是这家医院的院长，作为管理者，我必须认真思考和着手解决这一系列的问题。

除了冷凝系统，手术室的其他设备也非常陈旧，仅包含普通手术的基础设施、一台手术床、一台无影灯、一把电刀，这些就是手术医生可使用的工具。这些设备根本无法协助医生开展高精尖手术。引进先进设备，是手术室"进化史"中必不可少的一环。

参考国内外知名大医院手术室的建造设计以及仪器设备，结合国家手术中心建造标准、当地患者的需求和医院的未来发展方向，我们与工程部门反复沟通，经历了16次讨论后，最终确定了手术室改造方案。

每次会议讨论，我都会一再强调，要建就建最好的手术中心，为了患者的安全与健康，不惜一切成本打造全新的手术中心。经过搬迁、扩建，目前手术室已由原来的15间扩建为33间，基本能够满足非急诊患者的手术需求。

同时，为了缩短手术接台时间，提高手术室使用率，我们新增了多间手术准备室。原先的一间手术准备室同时服务于多间手术室，手术准备室的护士需要同时准备多台手术的用物，常常出现用物无法准时备齐的现象，且手术准备室与手术室的距离过远，延长了接台时间。手术中心"一拖二"的理念就在这种背景下诞生了。

所谓"一拖二"，就是指每两间手术室配备一间手术准备室。不过这样的设计除了增加了经费，还增加了人力成本。"我们少配置几间准备室，让护士动作快点、跑快点，能不能克服这个问题？"在最初讨论这个问题时，有人从节约成本的角度提出意见。不过，怎么算"动作快"？怎么又算"跑得快"？这不是科学之法，更不是长久之计。考虑到医院未来的发展，手术中心的配置只能越来越高，不能将就。**实施"一拖二"，为医护人员提供标准化、流程化的工作环境，规范行为、提高效率、提高确定性，这样才能真正有效地缩短手术接台时间，真正有效地将手术室利用起来，从而缩短患者的等待时间。**

改造后的手术室，成了区域性的标杆手术室——数字化手术室。医生能在手术室查看患者在医院就诊后的所有电子报告，应对并解决术前讨论与术中情况不一致等突发情况。每间手术室均配备触控设备，医护人员能够快速、便捷地调控手术室的温湿度、无影灯光源、音乐等。此外，新进设备的引入使得三维重建、手术机器人等的应用成为可能，为骨科、脑外科等大型手术提供了安全、精准的规划与评估方案。

随着医院的发展，手术中心的扩建逐渐延伸至外科大楼以外的区域。由于病区搬迁、科室区域重组等原因，眼耳鼻喉科、甲状腺外科等位于南苑大楼的外科病区距离外科大楼手术室较远。为缩短手术室与临床科室的距离，保证患者在手术后尽早得到治疗，我们又将南苑大楼的一层改造成一半病房、一半手术室的布局，按照改造后的手术室标准修建，尽全力保证患者手术后的安全。后来在建设医联体背景下搬离医院的骨科以及新建的妇女儿童院区，我们均以最新的高标准建造了手术室，确保无论医院扩建多少院区、分布在哪里，患者只要选择了我们医院，就能得到安全、可靠的同质化手术治疗。

扩建、改造手术中心，在管理非急诊患者方面取得了非常显著的成效。截至目前，76.5%的门诊患者手术预约时间缩短至5天以内。近几年的数据证明，那些年的努力没有白费。大刀阔斧地改造手术中心，不容易，但值得。

对患者来说，手术治疗是特殊、神秘的，不同于吃药、打针那般让百姓感到熟悉。除非要做手术，否则患者绝无可能进入手术室。对绝大多数患者来说，手术室是陌生而恐怖的，他们对手术室的印象或猜想总是伴随着冰冷与孤独感。陌生的环境、陌生的医生和护士，手术室的一切对于患者来说，不仅充满着未知，往往还伴随着对手术治疗的担忧。

"手术室是什么样的？""手术床有多高？""手术室有人疼得叫出声吗？"……这些问题来自对78例患者进行的术前心理状况问卷调查。由于手术室的特性，它总是充满着神秘，患者的不安甚至恐惧也更容易出现。消除患者对手术及手术室的恐惧、担心、不安，让患者在手术中心如同被万般温暖所包围，让他们感到无比舒适和安心，让他们深切感受到手术室是一个洋溢温馨、充满关怀的地方，这既是我们的目标，也是我们一直努力的方向。

从何改善？如何改善？我们把主动权交给了手术室的医生和护士，因为只有最贴近患者的医护人员，才能切身体会到患者的感受，才能为他们带来最需要的服务。为了广泛征集一线医护人员的意见和建议，我们还特意采用了绩效奖励等方法鼓励他们献言献策。

最终根据一线医护人员的意见和建议，我们采取了一系列措施来改善和提升患者在手术过程中及手术后的体验：术中升高温度，采取覆盖升温毯、加热冲洗液等方法，给患者带来生理上的舒适与温暖；术后加强回访，根据疾病及手术名称，制订专项随访方案，让患者在出院后仍能得到延续性的关怀与照顾……

手术中心还有一群特殊的患者——儿童。他们要面对疾苦，忍受疼痛，暂时离开亲人，来到手术中心。相比成人患者，他们的害怕与不安会更多。为了照顾好这群特殊的患者，我们专门设立了儿童术前等待区，放置了许多图书、玩具等，并且允许一位儿童患者有一位成人家属陪伴。**手术结束后，家属也能在儿童麻醉恢复室陪伴和照护，让从麻醉中复苏的儿童一睁眼便能看到熟悉的家人。**

随着经济社会的快速发展，交通事故、生产安全事故、高处坠落等意外事件导致的复合创伤，以及心脑血管等领域的急危重症越来越频发。持续不断的呻吟、快速下降的血压、逐渐窘迫的呼吸……命悬一线的患者急需最紧急的救治。于他们的生命而言，每一秒钟都弥足珍贵。

寻常的救治都是从各种检查开始的，从心电图室到彩超室，从彩超室再到CT室……40分钟，50分钟，一个小时，甚至两个小时。各种检查结束，患者从急诊转运到手术中心，这一路又充满各种风险和意外——途中病情突然恶化、转运路线被其他人员或车辆设备占用……其中任何一项出现，都可能对他们的生命造成无法挽回的后果。

顺利到达手术中心后，患者的抢救依然面临诸多问题，这些危重患者往往需要多个专业、不同科室的医生进行联合救治。例如一位遭受严重车祸伤的患者，受伤部位包括头颅、胸腹部等多个器官，此刻他的手术治疗必须由神经外科、胸外科、肝胆胰外科、泌尿外科等多个科室的医生共同护航。那么，先解决哪个脏器的问题？通过何种手术方法进行？病情变化如何进行抢救？是否改变手术方式？哪个手术间能够进行这种手术？

这一系列问题倒逼我们不得不下定决心建设能够实现"一站式"抢救的复合手术室，为患者赢得更多的救治时间和生存机会。

复合手术室最早出现于 20 世纪 90 年代中后期。1996 年，为寻找更高效的综合治疗冠心病和先天性心脏病的方式，英国著名心脏外科学者 Angelini 率先提出了"复合"的概念，复合手术室也由此正式走上历史舞台。它是在此前的一体化手术室及数字化手术室的基础上，结合医疗成像设备和数字化信息系统发展而来的最新一代手术室，并非影像设备与外科手术室的简单叠加。其核心价值是优化手术流程，将各种设备与系统进行最优化的整合，让医生能同时应用多种技术处理同一疾患。

21 世纪初期，随着医疗建设水平的提升，真正意义上的一站式复合手术室开始出现，使得医生能够在一间手术室内完成整个治疗过程，有效规避了复杂手术中可能出现的诸多风险，实现了对患者的高效治疗。

2007年6月，北京阜外医院建成了我国同时也是亚洲首个"一站式心血管复合手术中心"，这也标志着复合手术室进入中国。复合手术室秉承"内科外科化、外科微创化、微创精准化"的发展理念，推动以疾病为导向的整体治疗方案的融合，极大地提高了手术成功率和工作效率，并且减少了外科手术创伤，规避了术中并发症，实现了患者的最大获益。

经过十几年的发展，近些年来，复合手术室不仅在治疗地点的转换次数和治疗时间的间隔长短上有了质的飞跃，其应用范围也在逐渐扩大，由需求最高的心脏外科、血管外科、神经外科，拓展至胸外科、普外科、肝胆外科、骨科、妇产科等多个学科领域，以解决单纯开放手术或介入手术无法解决的病症。

要实现医生能够在一间手术室内同时应用多种技术处理同一疾患，减少患者奔波和缩短等候时间，复合手术室就必须将介入、超声、CT等领域的各种设备与系统进行最优化的整合。因此，一间复合手术室的总造价往往高达上千万元，这也从一个侧面体现了一家医院的综合实力。但因其造价高昂，在2018年我们将建设复合手术室提上医院议事日程的时候，除了少数几家"标杆性"的大医院，省内其他地市州医院建有复合手术室的寥寥无几。

也正因为如此，当我们做出修建复合手术室的决定时，医院内部出现了诸多质疑：需要花费这么大一笔金额去修建使用率不高的复合手术室吗？前期建设和后期维护都需要巨大的资金投入，医院能够承担吗？

出现这些质疑是我事前就已经预料到的，我也十分理解质疑者的想法，更何况这项决定涉及全院同仁的切身利益。不过我没有丝毫动摇，因为我始终认为医院的公益性应该放在首要位置，我们所有的改变、发展、进步等，都是也只能是为了患者的需要。**即使建成后一天只开展一台手术，甚至没有手术可做，复合手术室也必须建。不惜一切保证患者的安全，绝不放弃任何一个生命，是医者、医院永远不变的初心。**

经过一次又一次的调研学习，反复研究近年来医院相关患者的治疗数据，会议讨论决定修建 5 间百级层流复合手术室，其中老院区 1 间，正在建设的"五代医院"4 间，建设总投资超过 1.3 亿元。

百级层流手术室采用空气洁净技术对微生物污染采取不同程度的控制，以控制空间环境中的空气洁净度符合各类手术的要求，并提供适宜的温度、湿度，创造一个清新、洁净、舒适、细菌数低的手术空间环境，使病人在手术时身体组织受到尽可能少的损伤，能大大降低感染率。

2018 年 10 月，老院区的百级层流复合手术室，也是我们医院第一间复合手术室正式开始建设。为保证伤者能够在第一时间得到有效抢救，我们把复合手术室选址在距离急诊抢救室最近的地方。

经过近两年的建设，这间复合手术室正式建成并成功投入使用。为充分利用复合手术室的物资和人才资源，保证患者的手术安全，减少手术并发症的发生，我们将复合手术室的使用范围延伸至更多的高风险手术患者。

2024 年 2 月，我们就在这间复合手术室为一位多年来备受主动脉瓣狭窄折磨的老年患者成功实施了 TAVR 手术（经导管主动脉瓣置换手术）。手术后仅 3 天，患者便顺利出院。

过去，这种手术只能采取开胸的方式进行，患者不仅要承受很大的痛苦，手术后的感染概率也较高，患者的术后恢复时间也相对较长。近年来，随着治疗手段和技术的不断发展与进步，安全性更高、创伤性更小的新技术不断被发明和应用，加上有了百级层流复合手术室的加持，我们也开始尝试在主动脉瓣置换手术中采用 TAVR 手术的方式来取代传统的开胸手术。

手术前 3 天，心血管内科组织心胸外科、麻醉科、中心ICU、血管外科、彩超室、CT 室、复合手术室、介入手术护理团队进行了多学科术前讨论，结合患者的心脏彩超及 CTA 结果详细商讨了手术细节，针对术中有可能出现的风险和意外制订了最佳的应急抢救预案。

手术当天，这位老年患者早早在手术团队的护送下进入了复合手术室。心血管内科医生、麻醉医生、兼具介入手术和外科手术配合能力的护理团队，也以最佳状态准备开始手术。

手术开始。导管途经体内蜿蜒至心脏深处，在透视技术下，主动脉瓣狭窄清晰显现。细长的导管内藏匿着人工瓣膜，经精确计算与操控，导管穿越狭窄的旧瓣，膨胀球囊将新瓣膜稳固展开，恰到好处地替换了原有的病变瓣膜。全新的主动脉瓣替代了病变的狭窄主动脉瓣，手术顺利完成。

医学、医院的发展历史告诉我们，医院并非医学发展的结果，而是人道主义关怀的产物。我们唯有秉持"一切以患者为中心"这一理念，坚持不懈地努力、进步，不断提升救治水平，改善服务质量，才能坚守住这一自古形成的优良价值观和"医者仁心"的初心。

2. 是约束也是关爱

患者的治疗，尤其是手术治疗，是一件十分严谨而细致的工作。只有设计一套严密、执行严格的制度，从源头上规范每一位医护人员的行为举止，才能保证工作顺利开展，确保"安全、质量"这两个医院工作的核心。

作为外科医生，多年来我一直保持着一个习惯：如果白班的第一台手术由我负责，我一定会提前一天安排好行政事务，当天8点准时到达手术室，开始进行手术准备，确保8点半能准时"开台"。"开台"就是我们常说的"开刀"，即手术刀接触到患者手术部位的皮肤。

为什么我会如此看重"开台"呢？手术前主刀医生团队会提前根据患者的诊断、手术方式、术前检查报告及身体情况等初步判断手术时长，这样手术室就能提前安排每日的手术台数，将手术间、手术室物资及手术人员提前分配好。以一台胰腺切除手术为例，一般普通的胰腺切除手术需要4小时左右，复杂的胰腺切除手术则可能需要5～7小时不等。手术室会与主刀医生在手术排期时充分沟通，确定当日具体开展几台胰腺手术。如果当日有两台普通的胰腺手术，8点半准时开台，那么手术间当日就能在白班顺利完成预计的两台手术，第二台手术患者的等待时间不会太长，手术间也能得到充分利用。

然而，并不是所有手术医生都能 8 点半准时开台。我来到德阳这家医院后的第一年，在一次对手术室的工作巡查中，看到了让我难以接受的一幕。

上午 8 点 57 分，当时医院手术中心仅有的十余间手术室中竟然有一间还闲置着，闲置的原因不是没有手术可做，而是主刀医生迟迟未就位。手术室内麻醉医生、手术护士已经做好了手术的相关准备，但唯独不见主刀医生的身影。

与此同时，手术准备室里患者的情绪也开始有些焦虑。他从前一天晚上 10 点就开始禁食，当天清晨 7 点半就被手术室护工从病房接到手术准备室，可等了一个多小时，手术却迟迟不开始。

"护士，昨天医生告诉我，我的手术是今天第一台。我已经来手术中心这么久了，怎么还不开始？是出现什么问题了吗？医生还没来这边上班吗？手术还能做吗？"面对患者的疑问，手术准备间的护士也很无奈，只能不断安慰患者。

"这间手术室什么情况？"我皱着眉，盯着手术时刻表，语气有些严厉。

"院长，主刀医生打了电话来，说还在病房查房，一会儿查完就赶过来。"巡回护士回答我。

我立刻拨通了这名主刀医生和他所在科室主任的电话，得知这名医生当天清晨 7 点 50 分就已经准时到了科室，然后参加科

152

室晨交班、床旁查房等一系列"规定动作"。他处理完病房的事务后，立刻飞奔到手术室开始手术。当日这间手术室第一台手术的开始时间，已经是上午9点14分了。

第一台手术的开台时间晚了40多分钟，那么，加上中间转台的准备时间等，后续的第二位、第三位，甚至第四位手术患者的手术开始时间又会比预计的时间晚多少？他们又会一而再、再而三地等待多久？由此造成的麻醉医生、手术护士等相关工作人员的无效等待时间又会有多久？人力、设备、耗材等资源的浪费与闲置又会有多大呢？

当天手术结束后，我带着医院班子成员去探望了那台未能及时开台的第一台手术的患者，以及那间手术室后面被迫延迟进行手术的其他几位患者。

"昨天医生来病房对我说过，他在病房查房后才能来做手术。我也理解，病房的病人也是需要他负责的。可是既然医生要查过房才能来，为什么把我早早地推到手术室白等了一两个小时？我问这个问那个，也没人告诉我究竟几点能开始手术。"首台手术的患者颇有些不满。

因为前面手术的延迟，加之无法预判后面的手术究竟什么时间才能开始，后面的几位患者只能一直焦急地等待。他们一直饿着肚子等着，一直反复地质问病房的医生和护士："我什么时候才能去做手术？"病房的医生和护士也无法回答，还是只能不断地安抚。

第四位手术的患者，也是当天该手术室最后一位手术患者，她从麻醉复苏室回到病房的时间，已经是当天晚上 7 点 40 分了。饿着肚子近 20 个小时才等到手术开始，手术结束后还得继续饿肚子，她对手术的延迟也是非常愤怒和不满。经过反复的道歉、沟通、解释和安抚，几位患者的情绪才终于得以平复。

这种情况的出现是偶然还是频繁呢？我立刻要求手术中心主任将近一年手术中心各手术室的首台手术开台时间统计汇报给我。**让我感到震惊的是，医院首台手术开台时间晚于上午 9 点的情况不在少数。**也就是说，在我们医院进行手术的很多患者，实际接受手术的时间都比预计的手术开始时间晚。要得公道，打个颠倒。患者不吃不喝的时间延长了，各种意外发生的概率是不是也随之增加了？患者就医的体验感、舒适度以及对医院的信任度是否也因此受到了影响？

这种现象的存在，于我，于任何一位医院管理者而言都是不可容忍的。不需要再纠结，必须马上整改！

那么，是什么原因导致首台手术开台时间延迟？

管理的松懈，制度的不合理。

医院及各科室都明确规定了各岗位的上班时间，医护人员都能遵照执行。然而，医院却从未明确规定过首台手术的开台时间，各科室又要求每一位医生到岗后，都必须先参加科室的晨交班、床旁查房、小组病例讨论等工作，手术医生在病房的工作完成后才到手术室，这就导致首台手术的开台时间出现了不确定性。麻醉医生、手术护士和患者便只能早早在手术室准备好，等待着不知道何时能够到达的手术医生。

解决这一弊端得从管理入手。医务部主导了这次改革，明确规定首台手术的开台时间为早上8点半。如有延迟，由手术室将导致开台时间延迟的医护人员名单上报给医务部，医务部每月进行数据分析。若手术医生一个月内迟到次数超过3次，将永久取消该医生首台手术的资格，且对绩效进行相应扣罚。若是由于麻醉医生评估患者、插管困难等原因导致手术开台时间延迟，一个月内超过3次者，由医务部组织该麻醉医生接受技能培训，经考核合格后方能再次上岗。若是由于手术护士准备用物或是患者术前准备不规范等原因导致手术开台时间延迟，则对该护士进行相应的绩效扣罚。

为什么规定上午8点半准时开台呢？主要是由于患者在手术前必须保持6～8个小时不吃不喝，这样才能保障麻醉和手术的基本安全。如果8点半准时开始手术，患者因禁食导致的饥饿不适能够一定程度地减轻，舒适度也能得到提升。

那么问题又出现了，手术8点半开台，手术医生怎么有时间去处理病房的事务、治疗病房的病人呢？病房的病人怎么办？为解决这个问题，医务部征求了相关科室主任及手术医生的意见，对临床科室的工作流程和安排作了调整，明确规定所有外科医生提前到7点半上班，把该查的房查了，晨交班交了之后，立即到手术室进行首台手术。麻醉科则提前到7点上班准备麻醉。医务部8点半准时进手术室，查看是否准点开台，检查围手术期质量和安全。

新制度刚开始执行的阶段，由于不适应，不少人或多或少都有些抱怨的情绪，临床医生抱怨病房的工作量增加，麻醉医生抱怨准备时间紧迫等。但在我看来，**任何规章制度，只要是有利于患者的，只要是服务于患者的，即便是一根硬骨头也得啃下去。敬畏规则，这是执行规则的第一步。**

新的举措虽然执行起来并不顺畅，毕竟它改变了很多医生的既往习惯，但是全院各科室的相关人员都能在行动上努力克服困难，相互配合，坚决执行，这让我非常欣慰，也给了我继续改革的勇气。经过这几年的努力，手术医生已经将准时开台的行为根植于手术精神中，准时开台率高达 95%。手术室得到充分利用，患者不再焦急等待，手术效率得到提升，医院秩序得到维持，患者安全得到保障，这就是医者的初心。准时开台，是手术医生的基本准则。

手术开台时间延迟这一现象，不仅仅是因为管理的松懈与制度的不合理，还与思想的麻痹脱不了干系。手术室、临床科室，手术医生、麻醉医生、手术护士，领导干部和普通员工，他们都看到了手术开台时间延迟这个问题，但没有一个人给予足够的重视，更没有一个人想要改变这个现象。大家安于现状，得过且过，这种思想得从根源上克服，从行动上改变。"**一旦出现裂痕，就需要我们第一时间去修复，否则即使再细小的裂缝，也可能变成无法恢复平整的峡谷。**"这是我在日记里写给自己的警句，也是我常常在中层干部大会上传递给医院众同仁的警示。所以，改革刻不容缓，思想不得松懈。

准时开台率提高了，但是手术室利用率仍存在一定问题——手术接台时间过长。什么是"接台时间"呢？接台时间是指一个手术间里，一台手术结束至另一台手术开始的时间。国内外各大知名医院的手术排期清晰、合理且紧凑，手术室使用率很高，手术室的闲置时间非常短，基本能够保证手术接台时间在 30 分钟以内。经过调研，我们医院当时的手术接台时间一般都在 50 分钟到 1 个小时。也就是说，上一台手术结束后，手术室会被闲置 1 个小时，下一台手术才能开始，手术室才能得到利用。1 个小时的接台时间，比其他大型知名医院多出了半个小时甚至更多的时间，这又是多少成本和资源的浪费与流失，这又导致手术排期出现了多少困难。

"麦院长，我们也知道手术室空得太久了，但要缩短这个时间，涉及的部门和人员太繁杂，很多流程都要重新梳理。"手术中心主任对此也深感头疼和无奈。

我懂他的难处，但想要改革，必然要接受困难与质疑。这也是我到这里的第一年所面临的困境。但是，如果管理者也畏缩、害怕了，问题就永远无法得到解决。作为医院管理者，作为全院同仁的领头羊，我们不行动，谁能行动起来呢？

"难也要做，对吧？你尽管放手去做，只要有利于患者、有利于医院发展，我坚决支持你。"我心里知道，这个主任是想要为医院做事、想要为患者做事的人，他缺少的是义无反顾的支持，而我就是他的坚强后盾。

我与手术中心主任、护士长以及相关行政部门一同开展了多次调研，参考了多家国内知名医院的管理方法，经过前前后后的多次讨论后，最终对手术接台流程作了新的规范：手术室巡回护士与手术医生沟通确认手术结束时间，在手术结束前 30 分钟发出通知，下台手术的器械护士便能提前做好手术物资准备，麻醉医生和护士在术前半小时直接在手术室为患者进行术前准备；手术室内垃圾不落地，规范放置手术垃圾，节约术后清洁、消毒的时间；清洁工人及时巡视手术间，巡回护士在手术结束后第一时间通知清洁工人打扫手术室。通过管控人员、梳理流程、扩大空间、规范制度，才能保证与手术接台相关的各个环节运作顺畅。

这一新的手术接台流程对手术医生的专业技能提出了更高的要求。如何评估手术时间，如何把控手术环节，如何精准操作，如何将团队配合战打得漂亮，这些都是新的挑战。不光手术医生紧张了起来，护士也一个个绷紧了神经。刚开始执行的时候，好些巡回护士总是忘记与医生确认手术结束时间，"遭了""晚了"的懊悔声时常出现在手术室。

那段时间，手术中心主任在每一间手术室门外不断巡视、督查。手术中心护士长从学习、督查、考核等多方面着手，对护士进行了新制度培训，确保了制度的有序执行。

关键环节的人员准确把控时间，其他环节的执行和实施就变得流畅起来。终于，经过整改后，手术间的接台时间缩短到了 30 分钟内，手术排期变得紧凑，患者等待手术的时间再次缩短，手术室的使用率得到提升。

通过这几项改革，我深刻意识到，人都是有惰性的，也很容易懈怠。就像转久了的陀螺，晃晃悠悠快要倒了，这个时候只要拿鞭子抽一下，立马又会飞快地旋转起来。医院的管理也是这样，**新的举措、制度推出，一定会被许多已经习惯了固有节奏和流程的人质疑甚至反对。但只要出发点和努力方向没有问题，把握住"质量、安全"这两个核心，坚持下去就一定会取得成效。**一家医院要发展、要壮大，要服务好一方百姓，院长就必须充当这个执"鞭"者。

在规范了医院手术中心首台手术的开台时间，提高了准时开台率，以及优化了手术接台流程，缩短了接台时间，提高了手术室利用率之后，一个新的问题又出现了——抢手术。不少医生都会要求优先安排手术，甚至争着上每天的首台手术，这导致手术排期十分困难。

"院长，能占用你一点时间不？有些问题我必须跟你反映下。"一天，我刚结束了手术准备回办公室处理事情，不料被手术室护士长拦了下来。

"没关系，有什么事情你尽管说。"看着手术室护士长有些愠怒的面色，我心里多少有些不安。能让她这样一个手术室的大"管家""拦轿喊冤"的事情一定不会是小事。

"现在外科医生天天来找我要手术台子，大家都在抢手术，还都想做首台手术，我哪去变得出来那么多手术室嘛。"护士长带着埋怨的口气说，"都喊安排，那就只有加班做，我们天天加班到晚上八九点，根本安排不了人休息，长期这样，哪个受得了嘛。"

回到办公室后，我仔细回想着刚才手术室护士长的抱怨。手术开台时间的延误、手术衔接不够紧凑，都会严重影响手术的开展效率，特别是在手术量逐年增加的情况下，更会导致资源的空闲和浪费。而抢手术的做法和不合理的手术排期，则意味着需要加班完成手术。这一方面导致了人力成本的增加，另一方面也降低了患者对医院服务的满意度。改进手术排程势在必行。

随后我找到医务部、手术室和麻醉科的相关负责人，了解到尽管医院的手术排程已从最初的手写申请送到手术室排程的方式，发展到了通过医院办公系统发送手术申请进行手术排程的方式，但具体的手术排程工作仍依赖于人工。而随着就诊患者的不断增加，手术量也日渐增加，医生们都会要求优先安排手术。同时，在手术排程时还要考虑这些医生的门诊时间、特殊患者的要求等。医生在发送手术申请时，因为不细心导致患者名字错误、未标明特殊感染患者等情况也时有发生，这些都造成了手术排期的困难。

在跟大家的交流中我发现，他们其实也都意识到了手术排程问题的严重性，也做了一些解决这一问题的尝试，但由于缺乏专业理论的指导和专业工具，仍处于"头痛医头，脚痛医脚"的初级阶段。

既然已经意识到了问题，那么该如何彻底地解决这一问题，又该如何规范化地管理手术排程呢？

在我看来，管理的本质是提高效率和效益，管理的核心是人，管理的本质是协调，协调的中心是人。于是我要求医务部针对手术排期专门制订新的规范管理制度。

不久，新的手术排程规范管理制度出台，明确规定了由麻醉科主任负责手术排程，麻醉中心护士长负责手术协调；医生必须在每天上午 11 点前，通过医院办公系统提交第二天的手术安排申请；每天下午 2 点半，通过医院办公系统公布第二天的手术排程，供申请手术的医生查阅。为了确保每一位手术医生都能清楚地了解这一系列规范化管理的内容，一段时间里，医务部工作人员分别下到各个科室，在科室晨交班时进行宣讲。

手术排期改革开始实行的前两个月里，不止一次有人私下来找我抱怨，比如前一天手术排期的时候排漏了，大家都没发现，只好临时填写纸质手术申请表加做手术；再比如抱怨自己科室手术多，但是分的手术间太少，天天接台手术等。

不久后，在一次去广州开会的路上，我坐在候机大厅，看着来来往往的飞机，脑中突然出现一个想法：大型机场每天都有很多次航班起飞和降落，他们是怎样做到有条不紊、井然有序的呢？

手术排程是指根据特定的排程规则，在一个排程周期内（通常为 1 天）确定各项手术的时间、手术室、主刀医师和医护人员的过程。飞机飞行任务的计划时刻表难道不是一样的道理吗？手术的开始就像飞机的起飞，手术的结束就像飞机的降落，一台接着一台，井然有序。可不可以把飞机航班起飞降落的管理理念应用到我们的手术排程当中来呢？

我好像发现了新大陆一样，按捺住自己激动的心情，开始在网上查找相关资料，发现这个理念在国外已经有了一定的发展基础，特别是约翰·J.南斯的《向航空业学管理》一书，以小说的形式，结合航空业经典案例，讲述了圣·米迦勒医院改善安全文化的故事。这给了我很大的信心，证明我的思路是没错的。

但当时我们面临的最大问题就是信息化。缺失了信息系统的支持，飞机也不能精准地执飞。同样，缺少了信息化的加持，医院也不可能实现精准、科学的管理。

回到医院后，我让医务部又组织了一次手术排期沟通会，还特意通知了医工信息部的负责人参加。在会上，我向大家推荐了约翰·J.南斯的《向航空业学管理》这本书，提出要像建设、管理航站楼一样构建以患者为中心的新型医院。针对手术排程的问题，我还提出了手术室"起落架次"的管理理念。

"航班起飞降落的理念完全契合我们手术排程和手术开展的规律。"

大家顿时热烈议论起来。

"手术日当天主刀医生必须准时到达手术室，按时开展首台手术，就像第一趟航班起飞，这个医疗组的手术完成后，提前通知后续手术组，安排后续手术，避免后面的航班延误。"

"这里面调度很重要。我们医院现在一天的手术最多能达到200台，依靠人工做手术排程，就算反复核对，有时候也会有错误。将信息化建设引入手术排程非常必要。"

"加强信息化手术排程系统建设，可以减少很多人为因素导

162

致的错误和过失，比如患者信息的错误，一字之差可能就会造成严重的后果。"

……

这次会议之后，医工信息部立即联系了负责医院 HIS 系统的公司，并通过协商与对方谈好，在我们医院目前的 HIS 系统上，继续架构模块，通过增加手术管理模块，初步实现手术信息收集、手术信息提取和手术排程查看三大功能。随后，医院手术排程的信息化建设如火如荼地展开，不久后便实现了手术排程的全信息化。申请手术的医生直接在 HIS 系统上的医生工作站选中病人，点击手术申请，填写手术日期、是否急诊、手术方式、手术科室及手术申请人等信息后，系统便会很快给出手术排程通知，其中涵盖了手术时间、手术类别、麻醉方式，以及具体的手术间等相关内容。

这个系统最便捷的地方在于，申请手术的医生只要在医生工作站选中病人，系统就会自动提取病人的相关信息，而不像以前通过医院内部办公系统提出申请时，需要申请医生另外填写，杜绝了因病人信息填写错误导致的手术排期延误。

经过实践的验证，我们将机场航班起落的管理理念应用于手术择期排程是可行且作用巨大的，这个理念将高效、有序、严谨的医疗体系发挥到了极致。

后来，结合医院入院准备中心功能的完善，我们又改革了此前各科室医生提出手术申请的方式，由手术室统一协调手术排期，将手术室、手术日与手术科室三者结合起来固定安排，即某一天，手术中心的某一间手术室，全天都由某个临床科室使用。这样一来，这间手术室全天进行的都是同一科室，甚至是同一类的手术，因此在手术准备、手术接台等各个方面都进一步提高了效率，节约了时间和资源，最大限度地将时间和空间利用了起来。

摸石头过河，依葫芦画瓢。不管是什么方法，只有付诸行动才能走向成功。手术室是我在我院第一次"开刀"的对象，这次"手术"取得了一定的成功，但还不够完美，我也接受它的不完美。因为不完美，所以改革将会进行到底。

3. 在"小切口"做"大管理"

　　从一件手术衣、一块止血棉入手，建立相应的管理机制，采用先进的管理手段。看上去管的都是鸡毛蒜皮的小事，实际上保障和维护的是医院"安全、质量"的核心和"一切以患者为中心"的宗旨。

　　"是谁的衣服！又乱放！说了多少遍了！"手术中心走廊上传来一阵呵斥。我寻声望去，值班室门口的地上竟然胡乱堆着好几件手术衣，一名年轻的护士正站在门口非常生气，看到我过去，颇有些难为情。

　　看着她生气的模样，我想这种现象肯定不是第一次出现了。手术中心人员庞杂，除了麻醉医生、手术护士、各临床科室的手术医生，还有手术室的工人、实习医生、进修医生，以及各级医院、单位的参观访问人员等，几乎每天都有上百人在这里进进出出。换下来的衣服和鞋子，如果不能放回规定的地方，这里一件那里一件，手术室会乱成什么样子？换下来的衣服和鞋子已经是被污染过的衣物，这里放一件，那里放一件，手术室如何进行医院感染管理？

　　几件乱扔的衣服提醒了我，我们的管理又滞后了。

　　手术室对换下来的手术衣帽、手术鞋等的放置是有明确规定的，也有相应的绩效扣罚制度来管束乱放行为。但是手术中心进出入人员庞杂，是谁把衣服乱扔乱放根本无法查证，导致无法管理。我想起了之前参观过的上海一家医院的手术室，因为强化了对手术室的行为管理，他们从未出现过手术衣物乱扔乱放的现象。

因此，我和医院领导班子成员与几个部门负责人商议后，决定结合医院的实际情况，引进一套手术行为管理系统。

"引进这样一套系统，要花不少的钱哦！"

"为了管理几件乱扔的衣服，做这么大的动作值得吗？"

……

不出所料，这个决定一经做出，很快受到了不少人质疑。

没有发生不代表不会发生，乱扔的手术衣物带来的医院感染隐患，是个多么危险的定时炸弹啊。院感一旦发生，对患者和医院造成的危害将是我们难以承受的。引进手术行为管理系统，不仅仅是要管理乱扔的衣服、鞋帽，更是要利用这套系统，对手术中心工作人员的行为进行科学管理。这些投入是必不可少的，也是值得的。

手术行为管理系统包括软件系统和硬件系统。我们在手术中心的每一件物品和设备上放置了射频芯片，芯片被带到哪里都能够追踪；又将所有进出手术中心工作人员的面部、指纹、工牌等录入信息系统，系统对人员进行分类，通过身份识别的人员才能取得相应的物资。如果该人员使用过的物资没有被放回规定区域，系统也可以进行物资追溯，对其进行相应的绩效处罚。只有通过这种制度来约束行为，才能真正做到科学有效的管理。

在管理手术衣帽、手术鞋等衣物的同时，这套系统也能对手术中心的人员行踪、物资、设备等方面进行科学管理。工程师在手术中心每一个区域、每一个房间的门口安置了信息收取仪器，工作人员穿上手术衣帽、手术鞋后，不论走到哪，系统都能自动识别该名工作人员的身份。在工作人员信息系统里，人员进行了类别区分，以便对其行为进行监督与管控。例如，某一外院参观人员，在系统未对其授权之前，如果他进入了仪器管理室，系统便会立即发出警报并上报该情况。通过这套系统，可以查询到每一位手术中心工作人员的所有工作轨迹，时刻督促每一位在岗人员认真履责。

以前手术中心的物资和设备管理都是采用人工记录的方法，"一、二、三、四"，一边数，一边清点，耗时耗力。现在将射频芯片安置在每一件物资和每一台设备上，谁使用了这台设备，这台设备此刻放在哪里，系统都可以追溯。信息系统管理有效地节约了人力资源，让人力使用到其他更需要的地方。

在成功引进、使用行为管理系统后，医院继续推广其应用范围。手术人员规范洗手是手术安全的基础，但在日常工作中，洗得是否规范、洗手是否达标，由谁来监督？这套系统就有了大用处。当医护人员站上洗手池，系统立马通过身份识别及手术室手术排期表来判断该人员是需要手术洗手还是普通洗手，进而督导该人员规范洗手。一旦洗手时间不足或洗手方法错误，系统便会发出警报声，提醒该人员规范洗手。

现在的手术中心，可以看到手术衣物都被规范放置，院感督查结果次次达标，物资设备得到科学管理，手术室人员行为规范。这些结果都依托于行为管理系统的协助，也得益于手术室和各行政部门的鼎力合作，更离不开全院职工齐心奋进的决心。令人庆幸的是，面对当初的质疑和压力，我们坚持了下来。

除了手术行为管理系统，医院还建立起了一套医用耗材管理系统，用来规范、管理各种高值医用耗材的使用。

高值医用耗材是指对安全至关重要、生产使用必须受严格控制、限于某些专科使用且价格相对较高的消耗性医疗器械。随着医疗技术的发展和医疗水平的提高，医用高值耗材在临床治疗中的使用越来越广泛。医用高值耗材的使用对患者的治疗效果有着重要影响，同时也给患者带来了一定程度的经济负担。

作为外科医生，我很清楚出血和组织粘连是临床手术后的一种常见现象，在腹部、盆腔、肌腱和脊柱术后尤为常见。由粘连导致的严重临床并发症包括肠梗阻、不孕症和慢性盆腔疼痛等，会严重影响手术效果和患者的生活质量。止血纱对防止手术后伤口部位发生粘连十分有效，因此在临床中经常会用到。但医院相关部门对各类耗材使用情况和耗占比情况的统计分析显示，止血纱等耗材的使用不仅数量很大，而且管理上也不够规范。

于是，在对手术室进行"外科手术"的同时，我们也开始思索如何从管理止血纱的使用入手，通过规范的管理，来保证高值医用耗材的合理使用，从而减轻患者的经济负担。

通过一系列专门的调查后发现，止血纱、止血夹等高值医用耗材不合理使用的原因是多方面的。一方面是医生的知识认知和专业技能不足。手术中的出血现象是非常正常的，除去患者本身的特殊情况外，如果手术前医生对病人的情况作了十分深入、全面、细致的了解，并制订了完善的手术方案，在手术过程中能够判断准确、操作精细，是可以将患者手术中的出血量控制在一个相对较低的水平的，从而减少止血纱、止血夹等高值医用耗材的使用。但一些医生由于懒惰或出于"保险"的考虑，不愿在精细手术操作上面花功夫，利用这些止血耗材来为手术安全"兜底"，导致耗材使用量增大。

另一方面，管理上的漏洞也是造成这些高值耗材使用不规范的原因。由于以前医院采取的是"以领带用"的管理方式，科室只要领取了，医院耗材管理部门就将这些耗材默认为"已使用"，缺乏追溯环节。

经过大家的讨论，决定根据影响因素，充分利用互联网技术，结合条形码、二维码扫描技术，来实现止血、防粘连耗材的全程管理。

为了完善医院的医用耗材管理，在督促医生提升技术、加强护士成本控制意识教育的基础上，医院建立了一套医用耗材管理系统。系统将医用耗材分成高值耗材、普通卫材、试剂类耗材三大类，要求医用耗材的供应商在稳定保证供货质量的同时，**保证耗材做到"一物一码"，确保其流动和使用可以做到全过程追溯。**手术室或临床科室领取耗材后，在使用前也必须先扫码。

同时规定，止血纱只限四级手术（最高难度手术）使用，如果其他级别的手术必须使用，那么就要对备货入库、领用、使用、收费、出库、结算等各个环节实行全程管理，从而有效管控过期失效和不合理消耗现象，杜绝使用过程中的浪费。

除了这些"硬杠子"，我们还能做些什么呢？如何从临床科室这个使用源头来做好管控？对此，医院采用了定额管理的办法，就像家长管孩子一样，我只给他20元零用钱，难道他还能用出30元来？医院给各科室确定了止血纱耗材每月使用的定额额度，从科室领用申请的源头即对止血纱耗材的成本进行了事前控制。科室请领重点止血纱耗材时，如果累计申领金额超过了当月定额额度，就会短信提醒科室相关人员。实行定额管理对于节约使用耗材、提高利用率、降低成本都有着十分重要的作用。

医院还对使用耗材不合理行为的医生进行了一对一的访谈，与他们一道对问题进行了总结、分析、改善。这种方式让医生明白了不合理的医用耗材使用之处，逐渐纠正了他们的不良习惯，减少了医用耗材的浪费。例如急性阑尾炎患者术后最常做的操作是伤口换药，用以防止伤口感染。为减少耗材的浪费，医生在换药过程中，应该按需使用碘伏和无菌纱布；对于较好的切口，要尽量避免使用昂贵的无菌敷料。采取这一措施后，我们发现急性阑尾炎患者住院期间的医用耗材使用量显著下降，这降低了医用耗材占总费用的比例，而且不影响患者的治疗效果。

医院还成立了医用耗材合理使用互相监督小组，小组成员主要为临床一线的医护人员。同时，定期对医生进行临床手术耗材使用方法的培训和成本控制意识的教育，在医务部例会上定期对相关耗材的用量、使用质量等进行点评分析；每月还针对护士开展耗材管理交接主要事项的培训。这样，医院形成了一个"上游—中游—下游"的医用耗材管理体系，切实有效地降低了医用耗材的使用量。

如是，医院通过多种举措，尤其是采用医用耗材管理模式以及耗材使用定额管理制度，对耗材的流动和使用做到了实时监控和全过程追溯。耗材管理中常见的"跑、冒、滴、漏"现象得到了有效控制，进而降低了诊疗成本，同时也为耗材的成本核算提供了真实有效的数据依据。

4. 修炼"内功"

内镜业务的发展一直受制于面积狭小、楼宇分散的老院区。然而，这不能成为止步不前的理由，没有条件也要创造条件，没有"外挂"，那就练就"内功"。

内镜技术在其诞生初期，仅仅作为一种诊断工具存在。然而，经过两百多年的发展，目前包括胃肠镜、纤维支气管镜和喉镜的内镜系统已经相当完善，已成为临床医学的重要诊疗方法。内镜技术不仅在一定程度上改变了医生的诊疗思维方法，同时也为治疗提供了一种新的选择，外科手术内科化成为各家医院争相发展的一个方向。内镜技术的广泛应用，使得许多复杂的外科手术可以通过内镜手段完成，这一进步迅速赢得了患者和家属的认可和接受。这一技术的优势在于创伤小、恢复快、并发症少，这不仅提高了患者的生活质量，也减轻了医疗系统的负担。

近年来，随着患者对内镜技术需求的快速增长，医院原有的内镜服务在场地布局、服务能力、运行管理等诸多方面存在的不足和问题开始逐渐暴露——内镜业务分散、检查室过少、麻醉复苏区和清洗间面积狭小，患者的诊疗过程相对较长。同时，由于每天能开展的内镜检查数量很有限，患者预约检查的等待时间往往过长，一般都要等上两个星期。

这些现象不仅与德阳版"五代医院"的要求相距甚远，甚至与当下患者的需求、医院运行管理的要求都有不小的差距。为了解决上述问题，我们决定对医院的内镜业务进行大刀阔斧的升级改造，希望通过整合业务、优化场地布局、提升服务能力和加强运行管理，为患者提供更高效、安全的诊疗服务，减少医院感染风险，缩短患者的等待时间，提升整体医疗水平。

以前，胃肠镜、纤维支气管镜、喉镜诊室分散在医院的不同区域，如胃肠镜在门诊大楼四楼，纤维支气管镜在急诊科、呼吸科、感染病科、儿科、ICU 等病房，喉镜则分散在住院大楼三楼各病房。这种"各自为政"的情况不仅给患者就诊造成了不便，也不利于对内镜的存放、使用和消洗进行同质化管理，还会出现资源浪费的情形，比如有些科室内镜检查做得少，内镜就被闲置；而有些科室做得多，但是设备数量又不够。

这个问题逐渐变得突出，**我们必须思考如何对业务进行整合，以优化资源配置，实现统筹管理**。2019 年，经过多次调研和现场勘查，医院将分散的三个内镜业务集中放置在了门诊二楼，整合为"内镜中心"。同时，通过调整科室布局、压缩辅助用房等措施，将内镜中心的总面积扩大了 3 倍多。然而，业务整合的过程并非一帆风顺，临床一直有些"情绪"，毕竟要上交原本属于自己的资源，今后就由不得自己"任性"了。为此，我们与临床各科室开了很多次会，不断沟通协商，将整合的原因、优点逐一转达。经过这期间的努力，最终大家投下了成立内镜中心的赞成票。

在内镜业务整合、场地扩大后，我们很快又发现，单纯扩大场地面积并不能快速有效缓解患者预约检查等待时间过长的问题。原因很简单，一方面，场地扩大了，就需要增加相应的设备和人员，而增加设备数量涉及资金投入、设备采购等诸多方面的问题，需要一段较长的时间；另一方面，医院的人手本就紧张，加之上岗前还必须进行相关培训，增加人力资源也不是短时间内就能实现的。

如何才能实现"吹糠见米"的效果，成了一度困扰我们的问题。既然短期内无法"开外挂"，我们就将目光盯在内镜中心内部，开始设法"练内功"。

内镜中心的运行有一个特殊的地方——做完无痛内镜检查的患者必须经过一段时间麻醉复苏，清醒后才能离开。前面一位患者离开后，才能为下一位患者腾出空间。也就是说，内镜检查的检查量在一定程度上受制于麻醉复苏患者的"流量"。

意识到这一点后，我们很快换了一个思路。既然设备、人手的投入不可能马上到位，那么我们就扩大麻醉复苏区域的患者容纳量。**麻醉复苏区域能容纳的患者更多，也就反过来支持了我们在同样的时间内为更多患者进行检查。**于是我们将内镜中心的麻醉复苏区域由原来的4张复苏床位扩展至10张，这样一来，不仅加快了内镜诊疗室的周转率，缩短了患者候诊时间，还在一定程度上节约了人力等资源。

我们在等候区的划分上也下了一番功夫。按照以往的模式，患者报到后就一直在等候大厅干等着，直到前一名患者做完检查后才被喊入做术前准备，这样其实耽误了很多时间——这个时间

"水分"得挤掉才行。我们的办法是划分一个"四级等候区":一级等候区就是等候大厅,这是最外围的等候区;二级等候区是术前准备室,患者可以在这里完成换衣、服药等步骤;三级等候区设在麻醉复苏室,我们在复苏室专门划分了一部分区域作为等候床位,患者可以在这里摆好手术姿势;四级等候区设在诊疗室门外,这样上一名患者做完检查后,下一名患者就能立马进入。**这一套"流水线"操作将每个步骤做了清晰的划分,提前做好准备,有空即补**,极大提高了检查轮转效率。

诊疗等候的"相对时间"减少后,我们又考虑拉长内镜检查业务开展的"绝对时间"。内镜中心运行一段时间后,将原本8点半的首台开台时间修改为8点。为了保障8点准时开台,相关医务人员必须提前上班做好术前准备,当然,也对他们的下班时间作了人性化的调整。负责首台手术的医生将通过1个月或者3个月一轮转的方式固定在内镜中心,不再做查房,这样既有益于他们熟悉内镜技术,又能保障准时开台率。针对预约等候时间超过一周的患者,还会启动周末内镜检查措施,尽量减少患者等待时间。

实施这些措施后,如今在业务量最大的胃肠镜检查这块,患者的等候时间平均缩短了6天。积极的数据反馈告诉我,这个"内功"是初步练成了。

要让"内功"炉火纯青,同时要解决的还有内镜清洗消毒的问题。内镜的清洗消毒始终是医院感染管理的重点工作。一台内镜如果清洗消毒不达标，导致细菌含量超标，直接受到伤害的就是接受诊疗的患者。患者信任我们医院、选择我们医院，最后却因为细菌感染而受到伤害，这种情况是坚决不能发生的。

原来各内镜消洗间的普遍问题是，由于场地有限，只能配备少量仪器设备，最初的清洗消毒工作大部分由人工完成——秒表倒计时，时间到，清洗完毕；秒表倒计时，时间到，消毒完毕。如果操作者清洗的力度和频次不够，甚至时间不足，这台内镜的安全性就得不到同质化的保障。那么，如何来监督内镜的清洗消毒工作？靠操作者的自律和自觉吗？显然不是！

管理需要科学和规范。为解决这一问题，医院在内镜中心建立了规模更大的清洗消毒平台，利用信息化平台对清洗消毒的每一个环节进行了科学规范的管控。初洗 3 分钟、酶洗 4 分钟、次洗 1 分钟、消毒 5 分钟……信息系统对每一台内镜的清洗消毒进行环节追溯，谁在什么时候是如何清洗、如何消毒的，信息系统都将留下痕迹。医院通过信息系统对操作者进行行为管控，将规范刻入操作者的脑里，以尽可能减少人为差错的发生。

同时，医院扩大了内镜中心的诊查室和清洗室，又根据最新的行业标准和指南，参考国内外大型医院内镜中心的布局，结合院感要求，对内镜中心的清污区域进行了新的划分。医院设置了清洁内镜专用转运通道、清洁内镜及污染内镜环式动线通道，污染物品统一由污物电梯运输，做到清污无交叉，最大限度降低医院感染风险。

至此，"内功"已经练得有七八分熟，要更上一层楼，就必须关注细节问题。

由于医院的许多科室都有开展内镜诊疗业务，所以内镜检查的预约窗口较多且分散，就会有患者抱怨不清楚究竟该去哪儿做内镜检查。为此，医院就把原来分散在门诊多个不同窗口的内镜检查预约中心整合到一起，在门诊大楼一楼建立了内镜检查预约中心，患者在这里就可以完成预约、取药、评估等诊疗活动，减少了来回奔波的辛劳。为了减少患者的奔波，内镜中心还积极开展科间合作。在城南，医院还有一个体检中心，以前如果体检患者需要做内镜检查，还得跑到老院区完成预约、取药等步骤。在与体检中心开展科间合作之后，患者预约内镜检查就可以在体检中心一站式完成。这样一来，不仅方便了患者，也便于医院内部统筹协调。

患者在做内镜诊疗前，往往需要更换衣服。过去因为没有独立的更衣室，患者只能在卫生间等处更换衣服。内镜中心升级改造的过程中，医院特别增设了患者更衣室。这样患者在准备检查前，就能有一个私密、舒适的更衣环境。更衣室还为患者提供了免费的"肠镜裤"，方便患者在肠镜检查时使用，以避免检查过程中因排出粪便而弄脏衣裤的尴尬。同时，由于内镜检查须空腹进行，医院为患者提供了免费的棒棒糖，供他们在饥饿时"打牙祭"，这极大降低了患者因空腹引发低血糖的概率。

过去，内镜中心的工作相对单一，主要开展胃镜和肠镜检查。随着医学技术的发展，外科手术内科化已经成为一种趋势和潮流。在这样的背景下，内镜治疗人才的培养就显得非常急迫了。为了突破"人才瓶颈"，医院随即出台了多项政策，全力支持内镜中心开展新技术、新业务，尽可能为人才培养提供所需的一切条件。医院同时推出了专门的人才培养规划和方案，制订了包括技能操作水平、业务量、科研产出等在内的一系列考核指标。

随着一项项措施的落实，医院的内镜诊疗人才逐渐成长和涌现，他们利用自己日益专业的内镜诊疗技术，帮助了越来越多的肝硬化、消化道早癌等危重疾病患者延长生命、减轻病痛。内镜中心的医护人员还自主研发了多项专利，并且成功实现了成果转化。

目前，现代内镜技术在切除肿瘤组织、超声联合内镜穿刺活检等方面，已经展现出了越来越重要的作用，并通过专业技术打破了学科壁垒。毋庸置疑，催生这一系列变化的根源正是患者的需求。**患者的需求不仅是医院改革的动力来源，更是医院未来发展方向的指南针。**

通过这些改造，内镜中心在服务能力、运行管理能力等方面都得到了极大提升，业务量呈稳步上升趋势，同时又能做到内镜检查最快预约到两天内进行，加上一系列的配套服务，大大提高了患者满意度。

有了老院区练就的"内功"加持，我们终于可以在"五代医院""开外挂"了。在新院区内镜中心的设计、规划、建设上，我们结合了内镜技术的发展趋势和内镜患者数据调研的结果，经过反复打磨和修改，最终敲定了设计方案。在"五代医院"，内镜中心的规模将达到 3 000 平方米。有了足够大的场地，也就有了可以充分施展才干的舞台。新院区正在建设的内镜中心具体分为候诊区、术前准备区、诊疗操作区、麻醉恢复区、清洗消毒区、综合办公室六个功能区。我们将内镜资源进行了整合，打造了中心式内镜服务平台，也就是将所有软式内镜集中管理，包括胃镜、肠镜、喉镜、支气管镜等。同时，根据检查部位的不同，按照呼吸道和消化道进行了分区，从而避免交叉感染的发生，给患者提供了更加安全、舒适的环境。

第四章

善用医疗资源

医院的资源共享平台处于主体建筑的中心区域，像一条跑道横贯整个医院，其间分布着手术、影像、检验等医技科室，形成了医技资源共享平台。通过平台化建设，让医技部门形成协同作战的团队能力，从而最大化发挥人才、设备、物资的效益。

1. 从"单兵御敌"到"多兵种联合作战"

多学科诊疗之所以成为目前现代医疗领域广为推崇的领先诊疗模式，正是因为它体现了"医生围着患者转"这一科学、先进的医疗行为组织方式，体现了"一切以患者为中心"的医院工作、服务宗旨。

我是一名普外科医生，如果要更加细分专科的话，就是一名胰腺外科医生。在这个行业待了几十年，所见所闻所思，越来越让我感觉到医院未来的发展方向一定是多学科协作，过去那种靠一个科室单打独斗的时代一定会结束。例如，一个腹痛患者到门诊来就诊，挂了一个外科医生的号，然后去完成一系列的检查，结果外科医生考虑可能是胃溃疡，那患者就得再去挂个内科医生的号，再去完成一系列的检查——来来回回地挂号，反反复复地检查，不仅耽误患者的时间，也耽误治疗的时间。

再者，一个肿瘤患者来院就诊，该看哪个科？这个随机性就太大了。如果先看外科，那就先做外科手术；如果先看内科，那就先化疗。这种情况真是太常见了，要是病人心里接受不了，多看几个科室，还有可能会得出相悖的治疗方案，治疗的科学性和规范性就难以保证。患者的治疗方案主要是由专科主管医生出具的，只有在遇到复杂问题或者是其他专业的疾病时，才会邀请相关科室进行会诊，且一般也只邀请临床科室，而病理科、放射科等医技科室几乎不会参与其中。会诊的医生也不固定，谁是住院总，谁就去会诊。然而，患者的整个治疗过程还是由专科主管医生负责，会诊意见的执行情况也很难保证。

我常常想起自己曾收治过的那些胰腺炎患者，他们肚子又胀又痛，痛到坐立不安，治疗期间既不能吃东西也不能喝水。而且胰腺炎会影响胰岛分泌胰岛素，导致患者的血糖情况一塌糊涂，忽高忽低。那时候，我白天要做手术，时不时会接到病房护士的电话，一会儿那个床的患者血糖3点多，我说你给他先挂袋10%葡萄糖溶液；一会儿这个床的患者血糖30多，我说你赶快给他打10个单位胰岛素……最后患者一脸不高兴。为什么呢？因为见不到医生，加上血糖不稳定，增加了感染的风险。

一会儿血糖控制不好，造成严重感染，一会儿患者又说出气太多，睡不着瞌睡了，肚子又胀得恼火了，主管医生又得马上请内分泌科医生来控制血糖，请感染科医生来控制感染，请呼吸内科医生来指导上呼吸机，请心身医学科医生来调整睡眠，请中医科医生来物理治疗……一茬一茬的会诊、治疗，患者休息不好，整得家属也很紧张，一会儿来一个医生看一下，一会儿来一个医生瞧一眼，医生总有写不完的会诊记录，患者总有做不完的"仰卧起坐"。而且，就算是请相关临床科室的医生来会诊，看完患者以后，他们也都是从各自的角度出发提出意见和完成会诊记录，并不参与治疗方案的制订和实施。相关临床科室的医生会诊完了，主治医生就按照给的会诊意见开始对症治疗，但是在治疗效果不明显的情况下，主管医生就会再次邀请相关临床科室的医生来会诊。

参与会诊的医生从这栋楼跑到那栋楼，不仅在路上跑来跑去，到了楼下坐电梯上来都要等十多分钟。而在此期间，患者就只能独自忍受病痛的折磨。

这让我不禁想起自己几年前在华西医院肝胆胰外科当医疗组长时遇到的一位患者。他此前在一家医院做了胆结石手术，这个原本十分简单的手术却给他带来了巨大的痛苦。因为手术失误，他腹腔内多处脏器受损，相继并发了重症胰腺炎等六七种严重疾病，生命垂危。转到华西医院后，他在 ICU 一躺就是一个多月。接到这个病人以后，我就以自己的医疗小组为主，依靠 MDT 模式，让多个临床科室对他的病情进行了评估、分析，并制订了一套科学、合理的治疗和手术方案。最后，他恢复得很快，治疗效果很好。

多学科诊疗（MDT）是以循证医学理念为引导，以多中心、多学科的随机临床研究为基础的新型医疗模式，在前文已经多次提到过这一概念。MDT 模式最早于 20 世纪 60 年代由美国梅奥诊所提出，20 世纪 90 年代后经过美国得克萨斯大学安德森癌症中心等医疗中心的正规化后迅速发展。MDT 模式首先集中应用于肿瘤诊疗领域，随后在各个临床领域得到全面发展。随着新的 MDT 相关指南的发布，MDT 模式仍在不断的发展与完善中。经过几十年的发展，MDT 模式在美国的各级医院中得到了全面的应用与完善，我国的许多医院也陆续开展了这一诊疗模式。

多学科诊疗是目前现代医疗领域广为推崇的先进诊疗模式，

它在打破学科壁垒的同时，建立起以患者为中心，以疾病为链条的"一站式"多学科诊疗中心，该模式具备有效缩短患者诊疗等待时长、减少误诊、增加医疗方案的可选择性、提供个性化治疗方案等多重优势。

基于 MDT 模式的优势，从 2015 年开始，我们医院开始在学科建设上探索新的发展方向，力求通过多学科参与疑难重症的诊治，改变个人决策的片面性，提高诊疗水平。2016 年，医院启动肝脏肿瘤等 3 个 MDT 团队，初步制订了医院的 MDT 制度和流程。2017 年，MDT 团队逐步孵化，多学科诊疗理念在我们医院逐步深入人心。2018 年，我们的 MDT 已实现规范化管理。

按照我们制订和实行的 MDT 管理相关制度和流程，多学科协作由患者所在科室主导发起，邀请相关专科进行讨论，而且要与主管科室的医生一起组成团队来制订和实施相关治疗。

这一做法看上去与传统的"会诊制"相仿，但实际上有着本质的不同。在过去的"会诊制"下，对于患者的治疗，患者所在临床科室的医生是当然的主导。即使出于治疗的需要请来其他临床科室的医生会诊，除非前来会诊的是专家、大咖，会诊医生的意见、建议往往得不到足够的重视，他们所提出的意见、建议在主导治疗的医生那里，常常只被当作"参考"。同时，会诊医生并不实际介入患者的治疗，因此在分析看待问题和提出意见、建议时，往往也只是单纯从自己的业务范畴出发，就事论事，缺乏对患者治疗的综合考虑。会诊医生的意见、建议仅仅被主导治疗的医生当作"参考",或许多少与此不无关系。

而在 MDT 模式下,会诊的医生由"参谋"变成了"主官"之一,他们拥有了更多的"话语权"。他们不仅要根据自己的专业对患者的治疗提出意见和建议,还要实质性地介入患者治疗的全过程,与主管科室的医生一起,组成团队来制订和实施相关治疗。临床科室和医生从过去的"单兵御敌"变成了现在的"多兵种联合作战",最大程度发挥了医院人员、设备等的综合优势,确保了患者得到最为全面、安全和优质的治疗。

我们的 MDT 不仅存在于整个医院的层面上,我们还将这一理念和做法延伸到了临床科室内部,医院的每个临床科室都在其内部各亚专业之间建立起了学科协作的工作模式,开展了 MDT 门诊和 MDT 病房,建立了一批针对特定疾病、拥有固定团队模式的 MDT 团队。

经过几年的探索和努力,目前在我们医院,规范高效的 MDT 模式已基本取代了以前的"会诊制",尤其是在肝脏肿瘤、结直肠癌、乳腺癌、门静脉高压症、结构性心脏病、颈动脉狭窄、糖尿病足、肺癌、食管癌、肺栓塞、前置胎盘等疾病上,目前都已经实现了通过规范性的 MDT 模式对患者开展治疗。

在对医学领域最新理念和知识的不断学习,以及我们医院自身改革的实践中,我和同仁们也深刻认识到,随着临床思维、临床流程和临床工作经历革命性的变化,医院传统的运行、管理模式必然会被打破，必然会走向多学科协作的方向。

为此，从德阳版"五代医院"的规划、设计和建设开始，我们就将 MDT 模式根植其中。德阳版"五代医院"采用水平集约化布局形态，各医学中心基于人体部位做了整合，与综合医技平台呈鱼骨状联系，形成与当代医学最新发展相匹配的空间模式。各医学中心以鲜明的色彩相区分，患者可根据身体部位便捷到达对应中心，在 MDT 为主导的医疗模式下完成就医。

在 MDT 模式下，患者来到医院后，我们将针对他的病情，把医院所有相关科室的优质资源全部集中起来，各个团队一起来为其制订最佳的治疗方案，每一个治疗的核心环节都由我们专业的团队来做。

在医院的建筑布局上，德阳版"五代医院"将 MDT 和大科室管理、全方位全病程的管理模式相结合，秉承"医生围着病人转"的理念对临床科室进行整合，形成急救大平台与创伤中心、神经疾病中心、消化疾病中心、胸部疾病中心、肿瘤疾病中心这五个包含不同专科的"大科室"，相关亚专科的医生和护士集中在一栋楼内工作，使得沟通效率得到极大提升，更便于 MDT 模式的开展。

按照"医生围着病人转"的理念，城北院区的德阳版"五代医院"结合各个医学中心的建立，对患者的医疗流程进行了全新的设计。前来就诊的患者根据病情的不同，将接受不同级别、层次、范围的 MDT 诊查治疗。

对于普通患者，由一名内科医生、一名外科医生、一名个案管理师与患者组成一个一级 MDT 单位，整个门诊环节就是这 4 名 MDT 成员间的"圆桌谈话"。此后，这名患者的 MDT 单位成员相对固定，全程负责患者的诊疗工作，并根据患者病情和医疗工作的具体情况，决定是否扩大和增加该患者 MDT 单位成员的范围和数量。

患者住院后，将由所在科室主导为其建立包含相关医护人员在内的二级 MDT 单位。住院期间，二级 MDT 单位的成员将根据患者情况，经过多次检查、研判和讨论，共同制订出一个相对完整的综合性治疗方案，包括手术、药物治疗、放疗、康复等各个相关环节。

针对疑难杂症和急危重症患者，医院将集中各临床科室和部门的相关专家，并聘请院外专家，共同组成三级 MDT 单位，从诊疗成本、患者获益等诸多方面进行综合考量，制订一个既具有突破性又可行的治疗方案。

说到这里，我的眼前不禁浮现出一位叫小刘的病人。

小刘是在单位体检中发现的肺部结节，当时她在收到体检报告后就吓傻了。当天下午，在肺结节门诊的医生正准备下班、离开诊室的时候，她气喘吁吁地跑来了。

"医生，不好意思，我经常加班，所以来晚了，不好意思。"小刘喘着大气，一边表示歉意一边带着哭腔对医生说，"体检的时候发现我的肺上长了结节，写的还是磨玻璃。我在网上查了，磨玻璃大多后面都会变成肺癌，我还这么年轻，咋整啊？"

"你也别太着急，临床上是有一些磨玻璃结节会被高度怀疑有恶变的可能，但也有很多结节只要我们随访观察，对身体没什么影响的。"医生一面安慰她，一面在医生工作站里调出了她体检的胸部 CT 影像结果仔细查看。

"你的片子我仔细看了。虽然目前有磨玻璃结节，但是没有出血空洞或者血管征等表现。"医生指着图像对她说，"假如这里面有血管穿过去，那可能就要做手术了。但是目前你的结节处于安全区域，所以，你就好好地坚持门诊随访，定期复查就行。假如有什么变化，再及时处理就好。"

小刘把眼泪慢慢收了回去，但还是皱着眉毛："但是，还是可能会变成肺癌啊。我……"

"结节的变化是非常缓慢的，不过我很理解你的感受，所以这个复查的过程需要你变得更加坚强。"医生拿着随访计划单，把随访时间和日常注意事项告知小刘。得知小刘因为工作原因经常去外地出差，为了确保她能做好门诊随访和定期复查，医生建议她加入医院疾病全周期管理服务。

第一次与"健康管家"面诊，小刘有些紧张又有些好奇。想着有专业的个案管理师做自己的"健康管家"，她还是满心期待的，终于不用一个人在医院到处咨询了。但这个从未听闻的"健康管家"，到底还是陌生人，听说会陪伴自己，是怎么"陪伴"的？

小刘不知道，在这次面诊之前，我们的"健康管家"们也是期待且紧张的。为了给小刘提供最佳的就诊方案，肺结节团队做足了功课。在面诊的前一天，来自心胸外科、呼吸与危重症医学科、肿瘤科、心身医学科等多个科室的医生联合开展了一次"诊前会诊"，针对小刘目前的情况进行了详细讨论。不过，在会议开始的时候，还是出现了我担心的问题，团队里有同志并不是很赞同疾病全周期管理模式。

肿瘤科的一位年轻医生对这么多科室共同担任一个患者的"健康管家"有些疑惑："病人拿着报告，到我们各个科室的门诊去看不就行了，我们花这么多时间来开会讨论，多费时啊，还不如门诊多看几个病人。"

"我们是方便了，但是病人的手续和流程就麻烦了啊。"团队中一位呼吸科的高年资医生表示，"医院成立疾病全周期管理中心的时候，就考虑过你说的这个问题。之前不是经常有病人不清楚需要在哪些科室门诊就诊吗？他们拿着报告到处咨询，在各个门诊之间反复奔走，对他们来说太麻烦了。但是你看这个女娃，我们在诊前会诊讨论，是不是可以直接给她一个目前最佳的随访方案嘛？这样对病人是最方便的。"

团队中的其他医生也表示愿意全力配合，之后也将继续以在病人就诊前开展多学科讨论的方式，为患者先确定最佳的治疗方案，以方便患者，减少患者奔波于多个门诊间的次数。

其实，作为院长，我何尝不知道大家的困难呢，临床工作已经快超负荷了。在这种情况下，能否实现最大化的多科室协助，全方位为病人提供疾病全周期管理呢？我们既充满期望，同时又有些忐忑。一个病人，不止需要该病种相关科室协作管理，还需要门诊部、体检中心等多个部门全程参与其中，既需要这个病种现存问题所在科室进行管理，又需要该病种未来可能出现问题所在科室参与其中。

我们不止管病人现在患的这种病，还管他的"未病"，也就是预防疾病恶化，在疾病出现恶化先兆时尽可能早地遏制。例如肺结节，在不断的随访中，专家团队共同讨论，把握肺结节的每一个微小变化，即使出现恶变先兆，团队也可以在恶变的萌芽期，以最快速度采取措施制止它的发展。当然，多部门、多科室协作的方式也让大家的工作变得更加充实。只要有益于病人，就没有不开展的理由。"医生不动、患者跑"的局面终于可以改变，"患者不动、医生跑"才是病人真正需要的服务。

为了不影响小刘的日常工作，我们特意将她与"健康管家"的面诊安排在了下午5点。

"我们给你提供了一个有各个科室医护人员参与的医生团队和护理团队，还有专人为你服务、解答困惑。随访方案可以根据你的情况全面评估，及时调整。"个案管理师向小刘详细介绍了由心胸外科、肿瘤科、影像科、呼吸内科等众多科室的专家组成的健康团队，"我会提前和你沟通好复查时间，你的报告会被由众多专家组成的健康团队跟进，团队会对每一个检查指标的变化进行分析判断，为你提供最佳的治疗和随访方案。"

个案管理师的专业和热情感染了小刘，从这以后，她开始了定期随访。随访的周期是3个月、半年或一年。第一次复查结果提示结节无变化，小刘的结节处于安全区域，专家团队建议下次随访安排在 3 个月后。3 个月对我们来说可能不算长，但对小刘这样的患者来说，就是一段非常漫长且煎熬的等待了。

"小刘，最近你的睡眠时间越来越短了，是熬夜加班还是有其他什么原因呢？可以和我聊聊吗？"小刘在接到个案管理师的电话后，意识到了自己近期的睡眠问题。

"在发现肺结节后，总觉得有个'不定时炸弹'在那，什么时候爆炸，爆炸了会怎么样，不工作的时候我就会不自觉地想到这些。"小刘焦急地将自己的情况告知了个案管理师，个案管理师在征得小刘同意后，立刻联系心身医学科医生与小刘直接沟通。经过一系列的专科评估后，小刘被诊断为中度焦虑。

"小刘，你只是生病了，没关系。"心身医学科医生为小刘制订了全面的治疗方案，个案管理师在第一时间将治疗与小刘的心理状况汇总整理，发送给专家团队进行综合评估。在经过近两个月的心理干预与睡眠治疗后，小刘的睡眠情况得到了非常明显的改善，她对肺里那颗"不定时炸弹"的不安情绪也慢慢消失了。

在第三次复查中，专家团队发现小刘的肺结节有长大的趋势，符合手术指征，综合判断后建议小刘进行肺叶切除术。从入院、手术再到出院，全程仅用了 3 天，埋在小刘体内长达 9 个月的这颗"不定时炸弹"终于被拆除了。术后一周的时候，小刘的患侧强烈疼痛，除了口服止痛药、抗炎药等，小刘也在专家的指导下进行了专业的呼吸训练，疼痛得到了明显缓解，术后复查显示肺功能恢复良好。

"幸好我加入了肺结节管理，及早发现了结节变化。否则，我可能就会像我的那个同事那样，没有规律复查，结节变化了也不知道。"小刘在术后再次对疾病全周期管理团队表示了感谢。

由于疾病被周期性、全程性地管理了，小刘得到了及时复查和全程指导，从而避免了因病情延误引起的严重后果。

类似小刘这样的个案还有很多。随着以 MDT 为核心的崭新医疗模式的全面推行，我们基本实现了对医院人员、设备等综合优势最大程度的利用，临床科室和医生从过去的"单兵御敌"变成了现在的"多兵种联合作战"，确保了患者得到最为全面、安全和优良的治疗。

2. 让资源实现最大化的共享

面对人数众多的患者，医疗资源可谓宝贵。将资源集中，打造可让资源共享的平台和工作模式，充分激活医疗资源，能提高医院的运行效率，为诊断治疗提供更快捷的支撑，让患者省心、省事。

1895年，德国物理学家威廉·康拉德·伦琴发现并深入研究了X射线，通过实验证明X射线能穿透除金属外阻挡普通光线的材料，可以在屏幕上将伦琴手骨的形状勾勒出来。短短几个月内，X射线就被用来检测异物、诊断骨折或患病的骨骼、观察胎儿，甚至被尝试用于癌症的放射治疗。

1901年，荷兰生理学家威廉·艾因特霍芬发明了心电图扫描仪，并在此基础上不断改进，最终形成了心电图机。他发明的心电图机成了此后100多年来最普及、最安全可靠的了解心脏功能和疾患的医用电子仪器。1900年，奥地利医学家卡尔·兰德斯坦纳发现了血型，血型研究很快在第一次世界大战中发挥了用途，根据血型给士兵输血大大提高了输血成功率。

20世纪70年代至90年代末，一系列重要的诊断仪器如CT、超声、磁共振，以及医学实验室快速发展。

……

回顾医学发展的历史进程，我们不难发现，几乎每一次医疗技术上的进步和新设备、新方法的出现，都会促进医学科学向前迈出一大步。这些新的技术、方法、设备使得早期医生凭借主观经验诊断的时代一去不复返，让医学检查和诊断变得更加精密，大大增加了诊断的准确性和科学性。

尽管如此，传统医疗模式及医院管理仍然以医生为核心，临床科室在整个医疗行为、过程中始终居于主导地位，检验、病理、影像等医疗技术部门被视作临床治疗工作的辅助和补充。

这种"地位"上的差异也体现在传统医院的空间布局上。我们进入医院后通常会看到这般景象：偌大的医院里，几栋大楼按照内、外、门、急的传统分科独自矗立，检验、病理、影像等医技科室见缝插针般地"镶嵌"在其中，毫无规律可言。患者要化验、做心电图、做彩超的话，如果是上班期间就去门诊，下班以后就去急诊；要拍 X 线片在门诊一楼，要拍 CT 在外科一楼……患者要完成一系列的检查，通常需要在多个科室之间往返。要是遇到需要全面检查的危重病人，情况就更糟糕了，患者会被推着东奔西跑，这给救治增加了很大的风险。如果再遇上下雨天，那情境真的很难想象……

随着国家分级诊疗制度的推进以及医疗技术的飞速发展，"一院多区""医联体"等新模式的试运行初见成效，但也同样面临着诸多问题，例如实验室基数大、实验室项目多、仪器设备种类多、存在多学科交叉等现实问题，使得实验室管理难度增大以及安全风险升高。比如检验科要做二代测序，要做质谱，要做核酸；生殖辅助科和病理科也要做这些。这导致每个科室都购置了相同的设备，不仅使用率不高，还增加了成本，科室之间互相"竞争"，造成人力和资源的浪费。

在医院的发展中，作为临床诊疗中至关重要的一环，临床医学实验室同样也面临从提供单一基础数据支撑的辅助科室向更现代化、更综合全面的实验室转变的挑战。

我们正在建设的德阳版"五代医院"，将按照人体系统分区，建立急救大平台与创伤中心、神经疾病中心、消化疾病中心、胸部疾病中心、肿瘤疾病中心五个"大科室"，把相接近疾病种类的医生诊室集中在同一区域，将"单学科诊疗模式"优化为"多学科协作诊疗模式"，实现多个科室联合会诊，为患者提供最优治疗方案。而这一切，没有检验、病理、影像等医疗技术部门强有力的支持是难以实现的。

然而，无论是从医学发展的角度看，还是从我们"五代医院"需求的角度看，在空间布局和工作模式上，当前医院的检验、病理、影像等医疗技术部门的现实状况都与理想目标还有着相当大的差距。

在检验科，实验室布局缺乏合理性，管理制度的差异致使组织结构不清晰以及分工不合理，造成了人力资源的浪费以及检验前时间[1]（TAT）的被迫延长。检验科的仪器也很分散，开展的项目很多，而工作人员对仪器试剂质量的把控认知却不足。这造成

---

1 TAT，turnaround time，指从临床科室提出检验申请到患者得到检验报告的时间。

了部分仪器的重复购置，导致了医疗资源的浪费；对仪器和试剂校验以及质量评价的重视程度不足，也导致了检验结果质量存在差异。并且，由于各实验室内部质控和各实验室间质量评价的标准和认识不一致，我们也难以全面把控以及定期验证检验程序的精密度和正确性。加之监管力度不足，信息化不完善，部分实验室对仪器、人员的监管力度重视程度不足，对操作者的授权管理制度尚不完善，使检验报告的质量存在一定隐患。同时，在具体的医疗行为中，检验科与临床科室相对独立，二者间缺少沟通，检验科无法及时接收临床科室的意见，因此检验科往往只能被动地依据检验样本作出初步判断，无法为临床治疗提供更专业、更综合的判断。

在病理科，特殊的工作内容让病理科医生直接接触患者较少，而是长期与标本、仪器、试剂打交道。病理科设备、仪器繁多，并且大多数设备和仪器精密而"娇气"，同时还存放有不少各类危化品试剂，因此病理科对硬件的需求及对科室的管理在医院体系中独树一帜，与其他临床科室大相径庭。科室十分有限的"地盘"导致物资管理困难，许多物品只能堆放在过道，体积较大的耗材只能堆在实验室里，让实验室看起来非常拥挤和混乱。人员办公条件也较差，技术室、医生办公室都比较拥挤，尤其是实验室面积不足，人员操作受限。试剂存放条件差，取材室和技术室刺激性气味大、空气不新鲜，在夏天更加明显。这一切都与病理科的管理目标存在很大差距。

病理科对信息化建设依赖程度高，但我们医院的病理科目前在标本全流程管理、病理格式化报告、质控数据获得、设备试剂耗材管理、远程病理等方面，都还没有建立起一套运行管理系统，信息化建设的滞后也在一定程度上制约了科室管理效能的提升。

分子病理学是病理科走向精准诊断的必要技术，但是由于缺乏科学合理的统筹、布局、管理，医院的好几个科室都分别建立了自己的分子实验室，这种"各自为阵"的盲目发展导致医院科室间无序的"内部竞争"现象突出，不仅造成了人员、设备等方面的极大浪费，而且使得测序、质谱、流式细胞等一些高端项目开展困难。分子病理学的发展举步维艰。

面对不如意的现实，我不由得常常回忆起 2015 年 8 月那次赴法国考察学习的经历，以及在参观新奥尔良大区医院的医技平台时，医院检验科主任萝拉女士给我们所作的介绍。

"尊敬的中国朋友们，欢迎参观我院医技平台。"至今我还清晰地记得萝拉（化名）女士当时介绍的内容，"医技平台是我们富有特色的区域之一，它源于以患者为中心的理念。大家可以想想，在你们各自任职的医院，是否会出现这样的情形：病人在一楼挂完号，在五楼的门诊室看完医生后，被告知需要做一系列检查，于是病人先去八楼测量了血压，然后又到十一楼去抽血，最后甚至跑去另一栋楼做心电图……又或者，一位急危重症患者被送到急诊，需要立即做术前必要的检查和诊断，然而此时却发现急诊科与相关检验科室距离太远，宝贵的抢救时间就这样一点点流逝……各位院长们，如果你们曾经遇到过这些状况，我想一定能立马理解这个医技平台的设计理念了，这些状况也是我们从前经历过的。"

萝拉主任的话戳到了我们的"痛点"，不少人开始双手抱臂，或者托腮思考，眉头逐渐紧皱起来，我也不例外。

她开始带我们进入平台参观，边走边为我们介绍："所以，我们希望'五代医院'能够彻底解决这个问题。这个医技平台将所有医技科室整合在一层楼中，比如我们现在经过的就是我所在的检验科。"

离检验科不远的就是病理科和超声科，再往前方走就是放射科和功能检查区，核医学科在最后一个板块。萝拉主任带着我们一一参观，所有科室秩序井然的工作状态给我留下了深刻的印象。

"这还不是全部，这个医技平台就位于三楼手术室和楼顶停机坪的正下方，而一楼左下方就是急诊部。空间上的这种布局使我们成了一个集约化的医技资源平台，我们的医技资源可以被多个部门共享，这让医技平台得到了最大程度的利用，成功形成了高效的诊断治疗技术支持系统。"萝拉医生继续介绍说，"也正是得益于这个集约化平台，我院的日间手术占比很高，接近40%，平均住院日仅为5天。"

正是这次考察学习的经历，让我产生了通过平台化建设，让医技部门形成协同作战的团队能力，从而最大化发挥人才、设备、物资效益的想法。为此，在城北德阳版"五代医院"的规划建设中，我们按照"科室围绕医技"的空间布局模式，将检验、病理、影像等科室集中在一起，打造了一个统一的医技平台。

相信很多人都有过乘坐飞机出行的经历，不管飞往何处，乘客都需要在候机大厅办理值机、托运行李、通过安检，这些程序走完后再前往各个不同的登机口。其实就医流程大抵也是如此，不管是头部的问题、肺的问题，还是肝胆胰的问题，都需要先挂号、看诊、做B超、做CT、做磁共振等，然后再分别到不同的科室治疗。

在德阳版"五代医院"，医院的资源共享平台处于主体建筑的中心区域，像一条跑道横贯整个医院，其间分布着手术、影像、检验等医技科室，形成了医技资源共享平台。几大疾病中心则以资源共享平台为端点，如登机口般凸出于主体建筑。这种空间布局形态将优质医技资源集中了起来，节约了公共资源，使其充分发挥了效益，提高了医院的运营效率。人流和物流在水平方向运动时的成本最低、效率最高，因此各临床科室都能便捷地使用这个共享医技平台。例如，输血科在综合门诊医技平台三楼中间，它的右边是ICU，左边就是手术室，这两个地方都是用血最多的地方，一旦遇到抢救用血，5分钟内血就能送过去。我们希望用这种共享的方法来保证效率的提升以及流程的舒适和优化，通过效率的提升和流程的舒适和优化，来最终保证医疗质量和安全。

病理科和检验科也被放在同一楼层的相邻位置。医院对所有的检验设备进行平台管理，搭建临床医学实验中心。设备的使用实行预约制，从而降低设备空置率，提高设备使用效率。医院还将成立设备维护小组，实现设备耗材的集中管理、集中配送，从而降低成本。通过建立临床医学实验中心这一平台，医院得以执行统一、规范化的质量管理体系，并对组织和管理责任做出明确的分工，构建起以行政、质量、技术管理、六个专业组长以及安全、设备、试剂、信息主管等构成的多层、全面的管理机构。

为了让医院的检验、病理、影像等医技部门更好地遵从"一切以病人为中心"的理念，适应"五代医院"的运行管理需要，为临床治疗提供更专业、更综合的判断和支撑，我们结合医院的现有条件和发展要求，对医院医技部门的运行管理、工作流程等进行了很大的调整，并作出了新的要求。

针对过去各实验室室内质控及室间质评的标准、认识不一致的问题，我们明确要求这些将来集合在"五代医院"共享医技平台上的各个部门、实验室，都必须统一按照 CNAS-CL02:2023《医学实验室质量和能力认可准则》的要求并结合本部门、实验室的质量方针和目标，通过组织结构、授权书等受控文件，对各岗位的职责进行细化和明确，确保检测工作持续正常运行。仪器和试剂的校准、溯源、维护维修和出入库记录等都将实行统一管理。科室定期开展人员培训，在对相关人员的工作能力、工作表现进行评估后，再对其进行技术岗位及仪器操作的授权。

同时，医院要求每月召开一次"质量会议"，每半年进行一次内审和管理评审，对体系运行过程中发现的不符合项进行分析和持续改进，并定期跟踪汇报。这种全过程综合干预保证了质量体系的良好运行。

为解决以前医技部门与临床科室沟通不畅的问题，我们建立起了联络员沟通制度，让各医技部门的联络员通过参与科室会议、加入临床科室微信工作群等多种方式，了解各临床科室重点患者的救治情况及动态。对临床科室提出的包括检验结果的探讨、项目选择的多样性、报告结果的发放时间等问题，联络员在第一时间给予答复并提出建设性意见。医务部还制作了临床简易服务手册，让临床医护人员对医技部门心中有底，能够在十分清楚自己拥有什么程度的"支援保障"的情况下，经过综合研判，有序针对疾病开展"一线作战"。

各医学实验室能否高效、准确地出具为临床带来较高诊断价值的实验数据，是判断实验室是否具有"硬实力"的根本标准。通过进一步构建和明确质量目标并细化质量指标，医院对检验前的检验申请和样本采集、检验中对检验程序的性能验证和检验质量的保证、检验后结果的发布这一全过程进行了全面的数据细化管理。

结合 MDT 诊疗新模式，以临床医学实验中心这一平台为基础，病理科、生殖遗传中心以及核医学科等辅助科室开展联合诊断成为现实。临床试验中心还孵化了一些具有特色的亚专科，能为临床诊断提供更多综合全面且个性化的检测方案。结合目前全院各实验室的综合实力情况，医院初步建立了内分泌疾病实验室诊断方向、自身免疫性疾病实验室诊断方向、细菌感染和耐药实验室诊断方向等多个具有综合性诊断价值方向的医技亚专科。

以细菌感染和耐药实验室诊断方向为例，目前，检验科拥有特种蛋白仪、化学发光免疫分析仪以及细菌培养等多种检验仪器和检验方式，可对患者的感染状态进行评估。结合分子诊断，通过病理实验室二代测序技术，检验科可对患者的感染状态以及愈后评估进行更为全面和综合的诊断。

以结核病综合实验室诊断方向为例，通过结核感染 T 细胞 γ 干扰素释放实验、GeneXpert 检测、DNA 及 RNA 检测，联合结核病组织 DNA 检测，可完成对结核病的综合诊断，为临床诊疗提供更全面综合的实验室诊断依据。耐药基因检测也可为临床抗结核治疗提供更精准的治疗方案。

事实上，除了构建共享医技平台，我们这些年来也一直在追求将医院的各种资源"平台化"，以期实现效益的最大化。日间化疗中心算是一个较为成功的例子。

随着恶性肿瘤新发病例的逐年上升，患者的化疗需求不断增加，这使得医疗机构床位紧张，患者往往需要花费大量时间等待床位，在等待的过程中延误了治疗。日间化疗是目前国际上一种非常普遍的人性化治疗服务模式，就是肿瘤患者"白天在院化疗，晚上回家静养"的新型诊疗模式，患者只须根据化疗周期定时来医院接受化疗即可。这解决了住院难、等待时间长造成的化疗延误问题，并且产生的诊疗费用一并纳入特需门诊报销，有效降低了化疗患者单次化疗周期的支付费用。化疗结束后患者可以回家，这有助于患者在心理、饮食等方面得到家人的关照。

2014年，医院在肿瘤科首次使用了部分肿瘤病房作为日间化疗专属通道，开展日间化疗药物输注，收费模式和住院相同，但患者体验感未能达到理想水平——刚开始的时候，我们认为只要对病人好，不分时间，不分情况，想方设法让他能在一天之内完成化疗就行，结果出现了很多管理和流程上的问题，反而影响了患者满意度。后来我们经过不断总结经验，采用了在固定的时间给病人开化疗检查和医嘱，然后把病人管理起来的方式。另一个问题是患者排队等待治疗。为什么会排队？经过调查后我们发现，原来是因为很多前期准备工作没有做好，患者都是临时来看病，早上去抽血查肝功能，然后拿着报告单到处追着医生跑。为解决这一问题，医院立即优化了工作流程，尽最大可能缩短了患者排队等候的时间。

对一家医院来说，"质量"和"安全"就是生命，医生对患者的治疗不只是查个体、开个药就结束了，而是要有系统性的思维，做到标准诊断、规范治疗、系统随访。各个临床科室的诊断一定要精准，有了精准的诊断后才有规范的治疗，日间化疗这样一种近年来国内新兴的诊疗模式尤其需要建立在精准诊断的基础之上。

为确保"日间化疗"的安全性，2018年，医院成立医疗质量改进办公室，专门对日间化疗的工作质量和安全情况进行了分析研究，并实施了一系列改进措施。

药品都有其各自的代谢过程，因此化疗药什么时候该配、什么时候该输入、什么时候该输完，就成了一个个保证疗效的关键问题。为此，我们请药剂科一道，专门研究制订了相关标准，确保患者得到有效治疗。

由于化疗药物都具有一定的毒副作用，为了尽可能保护药剂师免受药品毒性的危害，同时使化疗药物的配药更加规范精准，在医工信息部和第三方公司的支持配合下，医院引进了相关设备，逐步实现了机器人配药。

在改进这些与治疗密切相关的工作的同时，根据医疗质量改进办公室与临床科室共同开展的相关调研，对日间化疗患者的服务工作也作了改进，进一步完善了工作要求，对日间化疗患者开展了化疗前、化疗中和化疗后的全过程系统性随访。

2021年4月，在借鉴成熟的日间手术中心平台管理模式和经验的基础上，医院正式成立"日间化疗中心"。该中心由肿瘤科医生确定治疗方案，由化疗中心医护人员进行化疗管理，升级了日间化疗专属通道，形成了"闭环"的诊疗流程，进一步优化了医疗资源配置。患者在肿瘤门诊就诊后，经医生对检查指标的判定，确定该病种的标准化疗方案后，到达日间化疗中心，由中心医护人员对该患者进行该周期的化疗管理。结束化疗周期后，在患者的居家间歇期中，由中心护理人员完成定期的随访，确保患者化疗后的安全，并再次提醒下一周期的化疗时间。这样的诊疗流程使得患者的诊疗更加顺畅。

2021年日间化疗中心刚成立时，共管理1 054位化疗患者；到2023年，管理的化疗患者数已经增长至4 932位，其中免疫治疗、靶向治疗输液患者占 30%~40%。经过几年的运行，目前医院日间化疗中心的业务已不断拓展至血液、风湿、泌尿、肝胆等科室，可为各个临床科室提供全方位化疗服务。

日间化疗中心的设立提高了医院的运行效率，提升了科室和医院的管理水平，方便了肿瘤患者的治疗，减少了医疗费用，从而提高了患者及家属的满意度。但在运行的过程中，也发现患者在复诊、缴费、居家关注等各环节的体验感较差，这还需要探索进一步的流程优化措施。

在探索如何最大化利用有限的医疗资源方面，医院除了全力推进资源平台化和学科融合化，还逐渐吸收了"大门诊，小病房"的慢性病就诊理念。这一理念是复旦大学附属华山医院的赵晓龙主任在梅奥诊所的访学之旅后提出的。门诊的大，即需要广泛提高患者的自我管理能力；病房的小，是要减少对应科室的床位数量和患者的住院天数，对于没必要住院的患者不安排住院，体现"以患者为中心"的原则。

作为医院的管理者，不可避免地会遇到一个问题——床位分配。时常会有科室找上门来申请增加床位。有一段时间，中医科主任就曾三天两头来办公室"堵"我。

中医科主任是个年轻人，也是找我"求加床"队伍里最执着的一个。一方面，中医科近年来的发展势头的确强劲，主任的一腔热血让我也想为他们做点什么；但另一方面，基于医院的现状，也的确难以调配出更多的床位。这个两难的局面让我的内心十分纠结。

思路的转机出现在一次会诊中。某天，一位女性患者发现自己左侧乳房长了一个包块，第一时间来到乳腺外科就诊，经过医生的仔细检查，她被确诊为"肉芽肿性小叶性乳腺炎"。住院后，医生为她安排了中医科会诊。经过对具体情况的分析研判，中医科提出了新的治疗方案：暂时不做手术，而是利用中西医相结合的方式进行针对性治疗，让患者在输液的同时搭配口服和外敷的中药。一段时间后，她的包块明显缩小，医生叮嘱她在出院后定期到中医门诊就诊，并口服中药，最终，这位患者的包块完全消失。这次联合治疗的效果不仅让患者满意，也让中医科和乳腺外科的关系逐渐紧密起来，更多乳腺疾病开始在常规治疗下辅以中医治疗，并且都取得了相当不错的效果。

以这次与乳腺外科的合作为契机，中医科又相继与儿科、耳鼻咽喉科、风湿免疫科等更多科室展开了合作，中医科医生主动下沉到西医科室，寻找更多的"合作项目"。中医科的这种尝试，打破了以往"收进自己科室的病人才算是自己人"的固有思维。随后，在医院的支持下，中医科运用"整合医学"的理念，在院内搭建起民族中医药推进共享平台，与医院多个科室开展科间合作，运用15项中医疗法服务于患者，均取得了良好的效果。虽然中医科的床位没有增加，但接诊、服务的患者却大大增加，中医科的"床位"实际上已经遍布全院。

如果说中医科与其他科室的合作是中医和西医的巧妙融合，

那么内分泌代谢科与其他科室就可以说是"部门总管"型合作。虽然现在大家对内分泌代谢问题越来越重视，但很多人对内分泌代谢科的认识都还比较单一，直白一点说，就是个"调血糖的"。其实也对，这个科室接触的疾病很多都是像糖尿病这种暂时难以治愈的慢性疾病。对于慢性病病人，短期的住院治疗往往只能救急，并不能彻底解决他们的问题。

作为一名肝胆胰外科医生，我曾经也接触过很多慢性病患者，深知慢性病患者自我管理的不易和重要性。之所以说自我管理的难度大，很大原因是病人及病人家属缺失对疾病的认识，人们并不了解怎样才能更好地控制病情，对疾病的危害也没有清楚的认知，从而造成了病情的延误。有的甚至"病急乱投医"，在医院治疗度过急性期并出院后，偏信"民间神药"，最终造成不可逆转的损伤。在内分泌代谢科，这样的病人更加常见。由于不知道怎样控制血糖，患者得了糖尿病后没有进行定期监测和管理，仍然食用过多含糖量高的食物，导致了糖尿病足或眼底病变等一系列严重后果。每每看到这样的情况，我都感到十分痛惜。

对于这种情况，医院、医生能做些什么呢？基于"大门诊，小病房"的慢性病就诊理念，内分泌代谢科从"大门诊"着手，向患者和患者家属开设了"血糖小课堂"科普课程，通过面对面或者线上图文等渠道，直截了当地向人们普及科学的血糖管理知识，避免人们走歪路。医院还建立了标准化代谢性疾病管理中心（MMC），基于物联网、大数据，打造一站式、标准化的代谢性疾病综合管理平台，利用数字化随访系统，加强患者的自我管理。

"大门诊"开始如火如荼地布局了，但"小病房"却遇到了一些麻烦。

"院长，我也知道现在'大门诊，小病房'是内科发展的基调，但是内分泌代谢疾病的急症期还是非常危险的，而且经常会有其他科室的病人因为血糖问题临时转到我们科室治疗，我们还是希望能够保留足够的床位来应对急症病人。"内分泌科主任找上了门，忧心忡忡地跟我"提要求"。

我问道："现在我们的住院患者大部分都合并有血糖异常的问题，你们一般是咋个处理的？"

"先会诊，到有血糖异常病人的科室完成会诊后给出会诊意见，让病人的主管医生按照会诊意见来处理。"她回答说。

"这个办法不可取，病人血糖的变化往往都很迅速，这样来来回回地会诊效率太低了。"听了她的回答，我一面摇头一面思索如何破这个"局"。

既然在慢性病就诊中我们倡导并开始了"大门诊，小病房"的做法，再增加慢性病科室的住院床位显然与整体理念和工作是相悖的。况且由于老院区客观条件的限制，增加慢性病科室的住院床位也不现实。这条路无疑是走不通的。

这些合并有血糖异常的患者分布在医院各临床科室，那能不能像中医科那样下沉到各临床科室，让血糖管理也延伸到各临床科室去？

很快，经过医院相关部门的调研和论证，决定在医院建立一个涵盖全院各个临床科室的血糖管理系统。这个系统和 HIS 系统有效衔接，设定血糖危急值提醒，内分泌科医生可以通过这个系统，实时监测全院所有患者的血糖情况，并可以对全院患者开立医嘱。与中医科一样，全院有血糖问题的住院患者都成了内分泌科的病人。

不久后，经过医工信息部对网络承载能力的反复测试，系统正式上线运行了。医院对全院的糖尿病病人进行全程综合管理，术前、术后以及各种突发状况都由内分泌科提供一站式诊疗，这极大地为患者节约了术前等待时间、住院时间和治疗费用。在人员配置上，医院设置了专岗，抽调一名医生和一名护士参与血糖监控，并制订个性化降糖方案，在保障患者血糖安全的同时，也提高了医护人员的工作效率。

与人们对身体疾病的积极治疗态度不同，心理疾病在人们的传统观念中，似乎总是一个会去逃避的问题。如果说肉体上的病痛会令人紧张，即使没有去医院看病，人们也会自己买点药吃。可是心理上的痛苦很多人就完全不当回事儿了，"忍"是最常见的做法。"这段时间压力太大了吧""过了这个坎就好了""怎么可能是抑郁？脾气不好而已，他们家人都这样"……对心理健康的认知度低、无法消除的病耻感，种种原因导致存在心理疾病的患者长时间无法正视疾病，也无法得到正规的治疗，最后影响到自身的生活，甚至造成无法挽回的后果。

肿瘤科也许是医院氛围最压抑的科室之一，一连串的治疗好像让病人和家属无暇顾及其他东西，包括心理健康。有一天下午我正在和肿瘤科主任讨论科室未来的发展，他突然接到一个急诊会诊通知便匆匆离去。过一会儿他再来找我的时候，我顺口问了下他刚才会诊的情况。

"一个老病人了，肿瘤控制得还行，但是精神状态、食欲什么的一直都不好，人也愈发消瘦了，家属很着急，这种状态怎么扛得住后面的治疗。"肿瘤科主任颇有些担忧地说，"已经请了好多科室会诊，但一直没有找到问题出在哪儿，患者的情绪也越来越消极。"

"肿瘤病人真的很难，他们要承受身体和心理上的双重折磨，你们平时在病房也要注意说话的技巧，多安慰安慰这些病人和家属。"我一时也没想到好的解决办法。

好在事情很快迎来了转机。

肿瘤科一名年轻医生在学习《中国肿瘤心理治疗指南》的时候突然反应过来，此前虽然请了好几个科室为这位患者会诊，但唯独落下了心身医学科。果然，经过会诊，这位患者已处于焦虑和抑郁状态。针对他的情况，心身医学科医生采取了不与肿瘤治疗方案相冲突的对症治疗，效果非常显著。

事实上，不仅《中国肿瘤心理治疗指南》强调了心理筛查与转诊的重要意义，英国、美国、加拿大等多个国家也将"痛苦筛查"纳入了肿瘤治疗的指南和管理规范中，有些国家甚至将其作为审视医疗机构合格与否的标准之一。

其实不止肿瘤科，心理疾病造成的"疑难杂症"广泛存在于各个科室中。于是，心身医学科开始针对产生心理疾病可能性更大的科室进行科学的心理筛查，在帮助病人消除病耻感、建立合理的就医观念的同时，也为其他科室的医生提供了更多的治疗思路。

无论是中医科，还是内分泌代谢科，又或者是心身医学科，它们都成功地突破了诊室和病区的局限，将接诊病人的范围扩大到了全院。这也是这些科室在"大门诊，小病区"的发展模式下，找到的更加适合自身发展的新线路。在未来，还会有更多的科室将眼光扩散到全院，以期打破学科间的壁垒，将自身打造为全院共享资源科室，从而将融合发展带上新的台阶。

3. GCP：打造医院发展新的"增长极"

　　建立药物临床试验机构是我们近年来在医院改革、发展中作出的一个重大抉择。此举旨在带动医院科研的发展，促进医院迈向疾病治疗、科研的一体化，同时探索打造医院发展壮大新的"增长极"。

纵观医学、医院的发展历史我们可以看到，每一次新药物、新技术的发明、诞生，都会给医学和医院带来质的飞跃和进步，给身患恶疾的患者带来福音。

　　除了明确"医院是社会和医学系统中一个完整的组织，它的功能是为人们提供完善的健康服务，包括医疗和预防两个方面以及从门诊延伸到家庭的医疗服务"之外，世界卫生组织在对医院的定义中也特别提到"医院也是培训医务人员和研究医学科学的中心"。

　　为了带动医院科研的发展，促进药师转型，让读了多年药学的专业人员去干药学专业的事，真正体现药学的价值，探索打造医院发展壮大新的"增长极"，在推进取消药品加成的改革中，除了开设药学门诊和让药师走入临床，医院作了一个尝试，即在医院建立药物临床试验机构。

　　在华西医院工作期间，我曾参与过华西医院的药物临床试验项目。药物临床试验，是指以人体（患者或健康受试者）为对象的试验，意在发现或验证某种试验药物的临床医学、药理学以及其他药效学作用、不良反应，或者试验药物的吸收、分布、代谢和排泄，以确定药物的疗效与安全性的系统性试验。《药物临床试验质量管理规范》（Good Clinical Practice，GCP）正是为了规范药物临床试验的相关活动而制定的，以保证其过程规范，数据和结果科学、真实、可靠，保护受试者的权益和安全。20 世纪90 年代，全球已经形成了较为完善的 GCP 国际统一标准，我国在 1983 年至 1990 年分别建立了 3 批卫生部属临床药理基地，也就是现在的药物临床试验机构的雏形。

2015 年，为深化医疗体制改革，国家出台了《关于改革药品医疗器械审评审批制度的意见》和《中华人民共和国药品管理法》（2015 年修正），明确规定鼓励生物医药研发，由此拉开了我国新药研发的序幕。这也让我们意识到，建立药物临床试验机构，是一个必须抓住的机遇，是一个不进则退的选项。

我本身参与过药物临床试验项目，所以对药物临床试验的流程比较熟悉。基于对它的了解，我认为它创造了一个患者、医院、医保多赢的局面，而非部分大众想象的那样可怕，参与试验的受试者绝对不是小白鼠。

为什么多赢呢？于受试者而言，在充分知情、完全自愿的前提下，参与药物临床试验所接受的检查、药物治疗和医护服务全部免费，同时试验药物的疗效和安全性很可能优于已上市的药物。这不仅减轻了患者的经济负担，而且提高了疾病的治愈概率，全程参与后患者还能得到一定的补助，几乎享受"VIP"待遇。

于医院而言，开展临床试验能得到科研经费的支持，这也是国家三级公立医院绩效考核的重要指标。此外，由于临床试验有一套非常严格的标准，所有操作都比临床治疗更加严谨，几乎步步留痕，而且极其强调客观检测结果，遵循一套科学的研究方法，这对参与的医生、护士、药师来说都是极好的科研锻炼。如果是多中心项目，既有多家医院参与，还能促进我们的医务人员与其他医院研究者的交流，这些都有利于医院的人才培养。

于医保而言，患者在临床试验项目中所有治疗费用全免，因此不用医保报销。一旦出现不良反应，医院对患者的所有治疗也全部免费，并且为患者提供赔偿，这相应地减轻了医保的资金压力。

借助国家鼓励新药开发和取消药品加成的政策导向，加上我对药物临床试验的见解，2017年8月，在德阳市委、市政府和市卫生健康委等相关部门的大力支持下，医院正式成立了药物临床试验机构办公室。这一举措由原医院药剂科人员担任部门负责人，旨在统筹管理全院临床科室的药物临床试验项目，以确保试验的科学性和受试者的安全与利益。为了保障受试者的权益，医院设立了伦理委员会，并规定所有项目必须经其审查通过方可实施。在审查过程中，医院始终坚持确保受试者获益大于风险的原则。在项目开始前，研究医生向受试者全面介绍项目情况、风险和获益，并在获得其同意后进行进一步的检查，以确保其符合项

215

目要求。

尽管有上述好处和保障，在临床试验机构办公室刚成立时，各科室对它还是一种"不太感冒"的状态——毕竟是一个新鲜事物，看起来又很难，谁知道怎么做呢？好在国家药监局当时已经推行了药物临床试验机构资质认定，这给了我们一个目标，医院就按照资质认定的要求来筹建，随即在院内开展了一系列培训。同时院部也积极给大家"洗脑"，在中层干部大会上我们一再强调开展临床试验的优点和它对促进科室发展的重要性，表明了医院大力支持临床试验的态度和决心，这才算把各科室的积极性激发了出来。

功夫不负有心人，不久后，医院的 10 个科室通过了国家药监局的药物临床试验机构资格认定，医院也成为德阳市首家具备该资格的医疗机构，这一消息引起了广泛关注。随后，心血管内科率先开展了第一个药物临床试验项目，为全院树立了榜样，也吸引了更多的医务人员参与。

作为具有一定管理职能的业务科室，临床试验机构办公室在 2023 年更名为临床试验中心。自成立起，临床试验中心除了管理全院的药物临床试验项目，也自行承担项目，拥有专职医师、药师和护师等。药师负责药品管理和审查项目的科学性，确保试验的顺利进行。同时，我们还开展了生物等效性试验和药物 I 期临床试验，以促进仿制药的研发和创新药的上市。

药师岗有两个，一个是药品管理员，另一个是研究药师。药品管理员，顾名思义，主要职责就是管理试验药物。研究药师则负责审核试验方案的可行性和科学性，并参与方案讨论会；一旦发生不良事件，研究药师还要协助判断不良事件与试验药物的相关性。例如，受试者服用药物后出现了低血压，研究药师这时就需要判断低血压症是否和服用药物有关。研究药师参与了药物研发过程，很清楚药物有什么不良反应，因此药物上市后，他们对用药合理性也更有信心，能为医生提供更具价值的用药建议。

药物Ⅰ期临床试验主要评估新药的安全性和耐受性。随后，还有Ⅱ期和Ⅲ期试验，用于探索和验证药物的疗效和安全性。随着试验阶段的推进，试验的风险逐渐降低。

在生物等效性试验和药物Ⅰ期临床试验项目进行期间，如果需要其他医护人员的协助，临床试验中心会邀请他们以兼职的形式参与。这对兼职人员来说也是一次宝贵的锻炼机会。自2019年起，药物临床试验机构认定转为备案制，要求主要研究者具备至少3个项目的经验才能进行备案。因此，通过兼职参与项目是非常重要的经验积累途径。

在近5年的努力下，目前医院已经有22个科室获得了药物临床试验资质，共有40名主要研究者，参与了超过150个项目，推动了多个激素类仿制药以及治疗乳腺癌、高脂血症、高血压、前列腺癌等新药的上市。

此外，临床试验中心还肩负着教学任务，接收成都医学院等高校的药学实习生。这为他们提供了一个新的实习方向。同时，医院通过成立GCP专委会，积极与周边医院合作，开展培训和项目合作，共同推动新药开发。在学科建设方面，临床试验中心也有所斩获。2022年，临床试验中心立项为德阳市医学重点专科，基于开展的临床试验项目，也有多个科研课题立项及多篇论文发表。

临床试验中心尽管看起来"光鲜"，但其实最初的条件相当艰苦。其刚成立时只有7名成员，并且由于老院区的场地受限，他们的办公区在海油大楼顶层，条件较为简陋。随着时间的推移，研究条件才逐渐改善。

未来，医院将持续加强临床试验机构平台建设，不断丰富学科内涵，提升临床研究水平，进一步推动临床试验高质量稳步发展。在德阳版"五代医院"的三期规划中，医院为临床试验中心预留了相应的业务用房，计划建成一站式拎包入驻的创新型临床试验研究平台，将配备临床研究病房、筛选/随访中心、ICU标准抢救病房、实验室等，集成临床试验的主要实施环节，加速临床试验项目的实施。

4. 给服务做"体检"

有这样一句老话:"医者不自医,渡人难渡己。"其实这句话用在医院的管理上更为贴切。一个人很难发现和看清自己的问题,一个单位、一家机构亦是如此。因此让第三方来给医院"体检"就显得尤为重要。我们可以根据第三方的"体检报告",找出我们"肌体"中存在的"病根",然后想办法一个一个去"治愈"和根除。

"怎么搞的?我们来这么早,等了这么久还没看上病?我要投诉你们!"

一天刚上班不久,医院门诊部主任便来到我办公室,"声情并茂"地"录播"了一段因候诊时间太长,患者家属忍不住发火的场景。门诊部主任无奈地说,近一段时间以来,他们收到不少投诉,投诉内容基本上与医疗技术无关,主要集中在服务质量或者就医流程等环节上,但这些正是最直接影响患者就医体验的事情。

纯粹地关注医疗质量,不关注患者体验肯定是不行的,更何况"以患者为中心"是医院一切变革、发展的出发点和宗旨。怎样把这些堵住"管道"的小障碍疏通好,让患者的就诊、就医过程更方便、更快捷,成了我们当下需要立即着手解决的问题。

要想解决问题，就必须首先弄清楚问题出在哪儿。哪些服务是需要改善的？哪些流程是容易产生"堵点"的？医院要求各个科室展开自查，看哪些问题患者及其家属反映得最多，再来进行分析研判，找出改革、调整的办法。之所以采取让科室"自查"的方式，是因为在我们看来，他们直接与患者和家属打交道，患者在就医的过程中反映最多的问题他们肯定更加了解。

然而，尽管收到了不少患者和家属针对服务质量、就医流程的投诉，但各科室报上来的自查结果，却基本上都是赞誉满满、红旗飘飘。究其原因，一是科室在认识上有偏差，担心自查结果影响自身形象和绩效；二是自查过程不客观、不严谨，有些科室平时不注重患者意见的收集，或者碰巧这段时间患者没有提意见，因此就认为自己的工作做得很好。而且，即使有些科室在自查中提到了患者的意见，这些意见又是不是患者真实的想法，以及最为迫切需要改进的地方？

怎样才能系统地抓出每个科室的问题？

某天傍晚，我结束手术后并没有急着离开医院，而是站在办公室窗边回忆起我之前全心做医生时内心的想法。"健康所系，性命相托"，作为一名肝胆胰外科医生，我将这句誓言牢牢记在心里。做医生的这几十年，我看过无数个病人，帮助他们找到身体的问题所在，尽力让他们恢复健康，这是我作为一名医生的使命。而当我成为一名医院院长的时候，似乎也在一些方面延续了"医生思维"，总想着做给医院"看诊"的那个人。但老话说"医者不自医，渡人难渡己"，就像医生因为方方面面的原因很难正视自己的身体一样，医院管理者有时也很难发现和正视自家医院存在的不足和问题。

要想搭建一个能真正听到患者声音的通道，就需要一个可以直接让患者反映心声的途径，而且必须是"原声"的那种。让医院和医院员工、医生、护士不再成为问诊的"医生"，而是被看诊的"病人"。

从医院那些"老人"那里我听说，多年以前，医院曾模仿商业、金融等一些行业设置《意见簿》的做法，尝试过直接面向患者及家属收集意见和建议。医院将用A4纸打印、装订起来的《患者就医反馈表》挂在各个科室的显眼位置。最初还有人认真填写，但没过多久，这个本子就成了随手涂鸦的"画簿"。再过一段时间，这个本子已经不知道被塞进了哪个角落。

为什么商场里利用《意见簿》来征求对服务的意见、了解消费者的购买需求能起到一定的效果，但在医院，同样形式、同样功能的《患者就医反馈表》却发挥不了作用呢？

"在商场，大家的目标很明确，精神也很放松，有什么不满意的，或者有什么想买却又没有的，直接就反馈了。但是在医院，患者无法确定自己的疾病，而且精神十分紧张，注意力集中在自己排在多少号、接诊的医生是谁上，担心自己的病情能否得到妥善的处理。如果没有被专门提起，几乎没人会去注意这样一个小本子。"当年负责这项工作的医院党纪办工作人员如是说。

最后不知所终的《患者就医反馈表》，以及主动征求患者意见工作的半途而废，折射出医护人员的无奈。其实也正常，我们在这方面的起步本来就很晚。

多年前我在海外求学时，就感受到了发达国家对患者满意度的重视。不少国家都建立起了全国统一的患者满意度评估体系，美国联邦政府老年医疗保险基金管理机构对于所有具备老年医疗保险资质的医院都采用统一的指标体系进行患者满意度的评估和排名，而该评估结果与老年医疗保险基金每年对医院的经费结算挂钩；英国医疗服务质量委员会（Care Quality Commission，CQC）招标第三方机构，对英国所有医疗机构的患者满意度进行评估，且评估结果与政府对医院的财政拨款相关联；而澳大利亚卫生保健安全与质量委员会作为直接向国会和卫生部部长负责的机构，采用统一的医院患者问卷对全国的患者进行调查，并对各医院进行评估和排名。除此之外，经济合作与发展组织于2010年开始授权一个独立的第三方机构对其36个成员国进行定期的患者满意度统一评估和排名，以激励各国政府不断提升患者满意度。

我国在这方面的模式与国外有所不同，没有形成统一的体系来做这件事，各家医院根据自己的情况来进行调查。在大部分医院，都是医务部或者护理部承担了这份工作，这样成本最低。但很快问题就出现了，如果继续采用纸质调查表，大家填写的内容五花八门，难以进行归纳，手写的文字很多也难以辨认。如果仍然采用院内调研，是不是又涉及了"既是裁判员，又是运动员"的问题，调研的数据能否真正代表患者的心声？又能否真正反映出医院值得改进的地方？

2016 年，我受邀到国内某大学附属医院参观访问，也正是在这次访问中，我见识到了国内做医院服务第三方测评的顶尖水平。整个测评体系既融入了其他国家成熟的做法和特色，又根据我国和医院相关实际情况制订了不同的指标。回到医院后，我把这事同其他院领导作了分享。很快，经过医院领导班子和相关行政部门的讨论，决定先让第三方公司给医院做一个单次的"体检"，看看他们能不能挖掘出我们平时难以发现的问题。

第三方测评公司进场的当天，我居然有了作为患者第一次进医院看医生的紧张感。

第一次调研结束后，在医院领导班子成员和各部门负责人参加的会议上，第三方测评公司项目负责人向大家通报了给我们医院"体检"的结果。

"我们的满意度调查结果已经出来了，它主要提供有关患者满意度的详细数据，包括等待时间、医生沟通、治疗效果等各个方面的得分，这有助于医院更好地了解患者的需求和关注点，提供更好的服务。"简单的开场白之后，这位负责人一边一页一页地翻着 PPT，一边陈述他们在"体检"中发现的这里那里的各种大大小小的问题。听着听着，我开始眉头紧锁，变得焦虑起来，心里不禁感慨：果然，用"第三只眼"来发现问题确实客观。

最后，"体检"报告被各种"大问题""小毛病"填得满满当当。

我们自己在管理、运行和服务上的这些问题，被第三方测评公司看得明明白白，并且在我们面前暴露得清清楚楚。带着一丝尴尬，我向对方的项目负责人询问起他们测评工作的模式。

"我们在开始测评前先同医院相关行政部门进行了充分的沟通。"这位项目负责人对我解释说，"整个调查过程覆盖了诊疗全过程，从服务流程、服务效率、隐私保护等26个品质管理模块，以及入院环节、治疗环节、护理环节等23项过程环节入手。我们通过对这些管理模块和过程环节进行系统化调查，找出医院存在的短板，并分析问题形成的各方面原因。"

在这次会议上，第三方测评公司的项目负责人还详细地解答了我们的疑问。大家都很认同他们的能力，一致同意引入这家公司成为我们医院的"签约医生"。

与这家第三方测评公司签约后不久，我院整体纳入了他们的"诊疗"范围，但此时又出现了一个新的问题——由谁来负责执行第三方测评公司开出来的"处方"？这张"处方"肯定会很大，并且涉及医院医疗、后勤等方方面面，如果像此前那样仅由医院党纪办来对接和改进，显然有些力不从心，必须有一个专门的部门来负责落实和监督。经过医院班子的研究，医院成立了一个由我这个院长直管的、负责医院质量改进工作的"质改部"，专门负责患者满意度调查和持续改进，统筹协调涉及多部门的质量改进工作。同时还组建了医院"满意度管理工作领导小组"，由我和当时的医院党委书记任组长，班子其他成员任副组长，多个行政部门负责人为组员。领导小组有以下职责：一是负责督导满意度管理的执行，二是负责确定院级重点改进指标，三是评估各科室的改进落实情况。

随后，在我的倡议下，医院建立起了基于第三方满意度测评结果的绩效考核激励机制，这极大地促进了科室对患者满意度的重视和改进。在此基础上，根据实际工作需要，医院又先后几次对满意度考核体系和与之配套的绩效奖励方案进行了修订、补充和完善。自此，医院形成了改善患者就医体验的"院级—部门—科室"三级闭环管理架构和"门诊部—临床科室—医技部门—出院患者"全覆盖无缝隙的患者就医体验测评考核体系。

在满意度测评和改进措施的支持下，医院决定实施全面的患者就医体验升级项目。

第三方测评公司就是给医院"体检"的"医生"，他们所作出的满意度测评其结果，就是医院服务质量的"体检报告"。我们所需要做的，就是根据这张"体检报告"找出我们"肌体"中存在的"病根"，然后一个一个想办法去"治愈"和根除。

2019年第一季度，第三方满意度调查显示，辅检环节在10个门诊医疗行为过程环节中满意度最低，仅为61.63%。针对该问题，医院进行了专项调研，发现辅检等待时间过长是患者最不满意的地方，其中肠镜检查等待时间在7天以上的患者占比达30%，最长等待时间达15天。对此，医院要求内镜中心做专项改进。

经过现场调查、交流询问和讨论分析，发现内镜中心存在的问题有如下几方面：

工作安排不够合理和均衡，工作人员的技术水平参差不齐；

开放检查治疗室4间，另有一间为机动备用，但却未配置设备；儿科新购的一套用于患儿内镜检查的设备放在内镜中心，但使用率不高；

内镜检查预约前流程烦琐，预约前缺乏对患者病情的预判机制，检后缺乏相应服务流程；

中心人员排班随意性较大，对员工的工作激励不足，组织结构权责利不清；

中心服务前台拥挤，对等待检查的患者的提示服务不足。

正是工作安排、设备配置、服务流程、管理制度和现场环境等几个方面都存在的各种程度不一的不足和问题，最终导致了患者的不满和投诉。

找出问题后，就开始一个个地想办法来解决。为了更合理地安排工作，为患者服务好，医院对内镜中心与麻醉科的配合方式作了调整，增加了一名麻醉师，形成了1名二线麻醉师带4名一线麻醉助理的"1+4"常态模式；在周二和周三手术日，形成"1+5"或"2+4"模式。这样既保证了工作的推进，又有利于控制人员成本。麻醉科加强麻醉助理的技能培训，提升二线麻醉师的指导协调能力，强化麻醉风险管控能力；消化内科和内镜中心加强肠镜医生的技术培训，缩短人员间的检查时间差，提高整体效率。同时，内镜中心建立日工作量完成看板，每天监测工作进度，以利于次日工作的安排调整；建立医生工作量及完成权值日报制度，每日在科室微信群公示，以此提示和督促大家；强化内镜中心内部制度建设，完善正向激励机制。

医院又决定将归属于儿科的内镜检查设备由儿科和内镜中心配合使用，从而提高设备利用率，降低闲置成本和维护成本。加快内镜中心检查预约系统的建设，并做好相关培训，保证系统投用后能充分用好，提高患者预约效率。

优化预约前的评估登记流程，构建急重症患者预约绿色通道，实行急危重症患者或高度疑似阳性患者优先预约机制，通过电子开单打标签等方式，提醒内镜中心预约平台对该类患者优先开放预约，缩短高质量患者的等候时长。

优化内镜中心前台环境及流程，分设预约登记通道、检查报道通道，规划患者进出准备区、检查治疗区通道，引导患者有序等待和流动。完善 LED 屏叫号系统，做好检查间、检查医生、等候进度、麻醉复苏情况等信息的告知提醒。同时充分用好信息化手段，加强检前健康宣教，尽量减少因现场宣教延长患者等待时间。

经过以上改进，内镜中心的工作得到了全面提升，也带动了医院门诊医疗行为过程环节中辅检环节的整体改善和提升。2023年，第三方满意调查显示，在 10 个门诊医疗行为过程环节中，辅检环节的患者满意度从 2019 年第一季度的 61.63%，上升到了80.18%。

自从引进第三方测评公司给医院"看病"以来，根据他们给出的"体检报告"，我们不断找出自身"肌体"中存在的"病根"，然后一个个地去"治愈"和根除，医院各方面的服务质量不断提升和进步，患者满意度逐年上升。对比 2019 年第一季度和 2023 年年末第三方测评公司满意度调查的结果，医院在技术能力水平、诊疗措施落实、工作执行效率、诊疗效果等十余项主要指标上，患者满意度增幅达到了 6.41%～12.14%。

第五章

建设新医院

"五代医院"是建筑师根据医生和患者的需求来设计的,它是以需求为导向设计出来的,思路就是让医院建设扁平化,像建航站楼那样建医院。如此一来,人流、物流便可以在水平方向上运转,从而实现效率最高、成本最低。然而,它的精髓并不仅仅是建筑形态,更在于现代医院的管理体系和理念,以及对患者权利的重视。

德阳是个狭长的城市,夹在成都和绵阳之间。因为和成都离得近,受到成都这样一座超大城市的辐射和带动,德阳赢得了不少的发展机遇。但与此同时,成都这座超大城市强大的虹吸作用,也使德阳的很多人、财、物资源流失到了成都。这其中当然也包括医疗卫生行业的各类人才,以及不少的患者。

2013年,德阳提出要融入成都都市圈,大力推进成德"一体化"建设,并于同年8月就此与成都签署了《成都德阳同城化发展框架协议》,将自己定位为"成都现代化国际化北部新城"。按照德阳市政府的相关规划,到2030年,市域总人口将达到460万~480万,也就是比2015年增长100多万人。这个数字不觉让我一惊,这么大的人口增量,势必会给医疗资源带来不小的考验。

2016年9月,四川出台了《成都平原经济区"十三五"发展规划》,明确提出要加快成德同城化步伐,并在省委会议中明确鼓励德阳争创"全省经济副中心城市",加快向"智能制造""绿色低碳"方向转型升级。而随着成德同城化建设的不断深入,两市间的基础设施、公共服务对接持续加快,医疗卫生一体化将在不远的将来成为现实。

在这样的大形势下,德阳的医疗卫生行业面临巨大的压力和挑战。一方面,四川省和德阳市未来的发展规划对医疗卫生行业提出了更高的要求;另一方面,随着成德同城化步伐的加快,大城市的优质医疗资源不断下沉,来自成都、绵阳等医院的竞争,使德阳本土医疗行业的生存压力倍增。在我看来,在这样的大形势下，德阳本土的医疗资源、医疗质量、医疗服务水平如果不能尽快与成都缩小差距并尽量看齐，医疗人才和患者的流失无论是在规模上还是速度上，都会大大高于以前。

我任职的这家医院曾经位于小小的老县城城区外一隅。随着城市的建设发展，尤其是经过建市四十余年来的不断扩张，如今医院已经彻底被包裹在城市中心繁华的"文庙商业圈"内。

同所有城市一样，这个城市中心生活圈及周边的人口居住密度很大，交通拥堵不堪，不同时期修建的各种建筑竞相矗立。医院更是位于西邻车来人往、繁忙异常的城市交通主干线泰山北路，东靠贯穿整座城市的旌湖，夹在鳅鱼巷、光华街南北两条狭窄且布满居民小区和商铺的小街小巷之间，被"围困"、压缩在一个建筑面积不足10万平方米的狭小空间内，难以发展和扩张。

在全力"融圈"的同时，德阳市政府和卫生健康部门也深深地感到了这一危机。在我到德阳赴任前不久，根据医院和当地卫生健康部门的意见，德阳市委、市政府结合城市发展的需要，在城市北边划拨了20公顷地，用于医院新院区的建设，同时拨付了一笔中央资金，用于建设一个拥有400张床位的妇女儿童中心和一个医师规培基地。我到任时，城北新院区的初步规划、立项申报、床位增编等工作正在推进当中。

1. "躺下来"的医院

目前广泛存在的"四代医院"楼层修得很高，患者往往要等很长时间的电梯才能到达目的地，而且经常出现来回跑的情况，这已经成为患者就医的一个"痛点"。新生的"五代医院"是在"一切以患者为中心"的理念下，以患者需求为导向设计和建设的，其直观体现便是降低楼层高度，让医院"躺下来"，让患者和物流尽可能在水平方向上移动。

怀着干一番事业的豪情，我到任后不久就迫不及待地去现场考察了一番。在随后与规划设计部门的磋商中，他们最初提出的几个方案和设想，都是传统意义上的医院规划建设方式，即各个临床科室各占一幢大楼，医院行政办公占一幢大楼，医技影像等部门占一幢大楼，若干幢十几二十层高的大楼，在呈长条形的地盘上，像一只只灰色的水泥盒子似的一字排开。目前，世界上大多数医院都是这样的方案，受城市用地限制和传统理念的影响，医院建筑的楼层都比较高，以电梯作为主要通行工具。患者和医护人员的行动并不便捷，设备、物料的搬运更是艰难。这种设计既缺乏美感，也不适应当时医学界正在兴起的多学科融合发展趋势，因此这几个方案都让我感到不尽如人意。

我们的新医院究竟应该怎么规划、怎么设计、怎么建设，才能真正体现"一切以患者为中心"的发展理念，才能最大限度提高工作和运行效率？我一时也没有一个成熟的、让自己满意的答案。

答案在转过年来的 2015 年夏天，逐步形成。那年夏天的赴法之旅，我前文多次提到，对我的管理思路产生了重大影响，可以说是颠覆性的。抵达法国后，负责接待我们的是一个精干的华人小伙子，他非常幽默风趣："欢迎各位来到法国，最近塞纳河暴涨，波浪滔天全是浪，法国高福利政策下的公民生活和工作节奏比较慢，连起来就是浪漫。"大家都被他逗得哈哈大笑起来，一途的疲惫也一扫而空。当时我根本没有想到，在法国邂逅"浪漫"的同时，我还邂逅了解决困扰我很久的如何规划建设我们城北新院区这一难题的灵感。

陪同我们在法国访问学习并为我们作相关介绍的是法国卫生部官员丛汇泉博士。见到丛博士我倍感亲切，因为他是一个华人，是 20 世纪 80 年代公派到法国留学的卫生经济学博士，后来留法担任了法国卫生部国际合作项目的官员。

在接下来的访问中，我们参访了法国卫生部，丛汇泉博士为我们讲解了法国公立医院 15 年来的医疗改革、医疗保健系统，以及未来的医疗趋势。关于法国的医疗体系，之前我在《健康报》等媒体上也了解过一些，但只能算是管中窥豹。法国的医疗体系在世界各国中的排名一直位于前列，世界卫生组织在 2008

年对全球两百个国家的医疗体系进行调研之后，给予了法国医疗体系极佳的赞誉，认为其在可及性以及供方资源的调配方面做到了"全世界最好"：医疗体系有着上佳的表现，包括较高的患者满意度、较低的医疗事故率及患者死亡率，且最大限度地保证了医疗护理安全。丛博士重点讲到了法国医院创新的原动力——大科室管理和法国的疾病诊断相关分组（DRG），他提到的"五代医院"引起了我极大的兴趣。

西方医学发展肇端于哲学家，很多著名的大科学家如希波克拉底、亚里士多德、柏拉图等都是哲学家。随后基督教兴盛，依托牧师建立的诊所就是"一代医院"。后来，"二代医院"和"三代医院"以修道院这种形式运转，当时很多修道院的神职人员担任了医务人员的角色。二战以后，医院的建筑形态发展到了"四代医院"，医院逐渐转化成越修越高的独栋高层建筑——一个大楼动辄几十层，外科楼一栋，内科楼一栋，医技楼一栋，门诊楼一栋，按照严格的内外科性质来划分。

"四代医院"运行到 20 世纪 60 年代时，随着医学的发展，医务人员发现很多疾病的诊治不是一个教授、一个医疗组、一个科室能够完成的，必须要靠学科的联合诊断诊治。但是以前那种内科一栋楼、外科一栋楼的组织形式和建筑模式，对多学科协作造成了严重的阻碍和影响。一方面，物理空间不靠近，多学科协作就意味着每天都得奔波在路上，这消耗了大量的时间。另一方面，病人也转来转去，体验非常不好。

发现这个问题后，法国卫生部就把全法国的设计所召集起来，让他们通过讨论来设计一家医院，要求这家医院必须能够完全满足多学科协作这种全新的医疗流程和医疗模式的需求。所以说，**"五代医院"是建筑师根据医生和患者的需求来设计的，它是以需求为导向设计出来的，思路就是让医院建设扁平化。**"五代医院"最高不超过9层，最低为6层，改变了"四代医院"一味向天上发展的布局，**让医院"躺下来"，如此一来人流、物流便可以在水平方向上运转，从而实现效率最高、成本最低。**

实际上，**"五代医院"值得学习的并不仅仅是建筑形态，其精髓在于现代医院的管理体系和理念，以及对患者权利的重视。**"五代医院"坚持"以患者为中心"的前瞻理念，创新组建了由医技平台支撑的多学科诊疗（MDT）模式下的临床医学中心，结合国际上先进的大健康（对生命周期全过程的全面呵护）医疗服务方向，实现了从"病人围着医生转"向"医生围着病人转"的全新就医模式的转变。

这不就是我理想中的医院吗？我内心一阵激动，踏破铁鞋无觅处，一种豁然开朗的感觉油然而生。

访问间隙，我找到丛博士"开小灶"，连珠炮一样地向他请教了很多问题，也表达了些许担心，毕竟"五代医院"是个新鲜事物。丛博士非常平易近人，他逐一耐心地解答了我的疑问。当时"五代医院"在国内还是个新鲜事物，因此可以参照、学习的医院非常有限。为此，丛博士还特意表示，将来如果在这方面有需要帮助的地方，尽管找他。

通过实地考察，我意识到"五代医院"的建设发展理念是当前医疗界最为先进的，它把质量、安全、流程、舒适作为医院的"最终诉求"，把"以患者为中心"放在核心位置，这可以说是全球医疗界追求的共同使命。此外，多学科协同融合的发展方向，也非常符合当下我们国内相关政策的导向，国家卫生健康委在《进一步改善医疗服务行动计划（2018—2020年）》中提出的优化科室布局、提供便民设施、推行日间手术、加强急诊力量等要求与"五代医院"的理念正好契合。于是，我萌生了在城北新院区打造当下最为先进的"五代医院"的想法。

回国后，我按医院的惯例，把自己在法国访问学习的所见所闻在中层干部大会上跟大家作了分享，并提出了建设"躺下来"的"五代医院"的想法。

不出所料，最初大家对此的反响都很平淡，因为没有可以"眼见为实"的案例，很难理解在高楼林立的都市社会，为什么要"反其道而行之"，让医院"躺下来"。

接下来的日子里，我成了"躺下来的医院"科普宣传员。为了灌输这一理念，我时时讲、处处讲。但还是有人认为，政府在城北给医院划了那么大一块地，不好好利用，反而要"躺下来"，简直是"暴殄天物"。也有一些同志担忧，"躺下来"倒是容易，可是以后医院的床位数少了怎么办？业务用房少了又到哪儿去找？还有人担心，老百姓都习惯了医院内外妇产儿的形式，学科融合后他们会不会连该在哪儿就诊看病都弄不清楚？

俗话说，耳听为虚，眼见为实。为了让大家对"五代医院"

和现代医院的管理体系及理念有个实实在在的了解和认识，经政府和上级主管部门批准同意后，我们组织医院相关部门的管理人员去法国作了一次实地学习和考察。

第一批前往法国学习考察的人员包括了医院未来各个疾病中心建设涉及的临床科室、医技科室、急诊科、基建科等部门的负责人。我们的目的很明确，就是"洗脑"，通过开眼界增见识，用最新的思维和理念"洗"掉头脑中那些陈旧的观念。

如我所料，到达法国后，所有人就和我第一次接触"五代医院"时一样，瞬间被吸引了，很多观念也自然而然被颠覆了——

原来"五代医院"不再是以建筑体量、规模大小取胜，而是力求给患者提供最优质的服务和最舒适的环境。

原来"五代医院"不再让患者在各个楼宇之间奔波，而是依据人体的生理结构实现区域划分，克服垂直运输的缺点，让医护人员在大平层围着患者转。

原来"五代医院"可以通过设计减少温控设备的数量，实现少装设备，智慧用电，节约成本。

……

随着第一批学习考察的同志回到医院，大家不约而同地和我一样变成了"五代医院"的义务宣传员。慢慢地，"五代医院""躺下来的医院"成了院内热议的话题，大家慢慢地接受了让医院"躺下来"。

正当我们准备稳步推进这件事的时候又遇到了难题，与我们合作的设计单位从来没听说过"五代医院"的概念，更不要说见过了，加上当时国内也基本没有可参考和借鉴的实例，他们在设计上完全摸不着头脑。我尝试着跟他们沟通，又想方设法找了很多资料给他们参考，可效果都不好，还经常闹些"鸡同鸭讲"的笑话。怎么办？我们下决心把设计单位的相关人员也送到法国去实地学习，像我和第一批考察团一样接受一下实地的"洗礼"。

设计单位的同志从法国归来后，我们城北院区德阳版"五代医院"的规划设计工作便迅速有序地展开。

在一次次的沟通讨论中，我们勾画出城北"五代医院"的蓝图，但大量细节仍未敲定，具体的规划和设计怎么做，几乎每个参与这项工作的人都有各自的想法。为此，我们与设计单位共同召开了一次专题会议，鼓励大家畅所欲言，希望通过这种方式，让我们的思路更加清晰、明确起来。

"抛开就医机制，其实中国和法国最大的不同之处在于人口基数。欧洲医院哪有中国医院这么大的人流量，所以我觉得我们首先要抓住这点来完善设计。"会上我抛砖引玉。

"那空间上还需要拓展，这样才能容纳更多人。"设计单位项目负责人说。

"是这样，但怎么拓展空间就需要你们动动脑筋了。"我笑着对设计单位项目负责人说，"我们的理念是让医院'躺下来'，所以绝对不能因为要拓展空间，又弄个十几二十层出来。"

"法国医院把很大一部分空间留给了单人病房，他们的门诊大厅、过道等相应会小一些，我们是不是可以在这两者之间做一个空间上的协调？"医院基建科主任提议，"例如将我们的病房大部分设置为双人或者三人病房，这更符合我们住院人数多的需求，然后扩展门诊大厅和过道的空间，这些都是人流主要集中的地方。"

"对对，还有医疗大道，这里也是人流量很大的地方。所有病人都要通过医疗大道从门诊到达各个疾病中心，这里一定要加宽。"我对此表示了赞同。

"我有一个问题，医院'躺下来'后，几个疾病中心是分散的，它们靠一条'医疗大道'串联。这样虽然不像上下楼那么费事，但在这条几百米长的大道上，患者和家属走起来还是有点费劲哦。"设计单位项目负责人突然抛出这样一个问题。事实上，关于这一点，包括我自己在内都没有仔细思考过，所以会场一下安静下来。

一时间大家谁也没有更好、更成熟的想法，于是这个问题暂时被搁置了起来。

其实，关于我们的"五代医院"，我之前脑子里有过一个大致的雏形——梅花形。"花蕊"就是医技平台、磁共振室、CT室、手术室等，而每一瓣"花瓣"就是一个疾病中心。梅花的花蕊到每一瓣花瓣的距离是一样的，可我们城北新院区这块地是长条形的，这朵"梅花"应该怎么"摆"，才能让患者无论从"花蕊"去到哪个"花瓣"，都能十分便捷和通畅呢？

不久之后，在一次去北京出差的途中，我在机场突然有了灵感。

乘坐的汽车接近机场的时候，我从车窗眺望不远处的航站大楼，突然发现这幢巨大的扁平式建筑竟与我脑子里想象的未来我们"五代医院"的形态如此接近。

"怎么我的登机口这么远，有点儿不走运啊。"进入航站楼办理完值机手续后，我突然发现自己的登机口居然位于航站楼最远的一端，不禁嘟囔了几句。然而，走出几步后我突然有了惊喜——自动步道。这下我们"五代医院""医疗大道"距离长的问题不是就有了解决方案了吗？

于是我仔细打量起航站楼的自动步道来。步道能容纳我一个人加一个大行李箱，如果把它再做宽一点，不是就可以传送移动式病床了吗？我难掩激动地朝着登机口走去。

接着在乘坐摆渡巴士登机的过程中，看着窗外平坦宽阔的停机场，我不禁联想到"五代医院"大平层的设计：如果我们现在就置身于医院中，是不是也能乘坐这样的穿梭巴士到达"登机点"呢？这是不是也能大大减轻步行负担？

登机落座后，我不停地回顾着从到达机场、值机、安检、候机直至登机的整个过程，寻找着它们与就医流程之间的相似点：航站楼主体就像门诊和医技平台，登机口就像各个大科室中心，值机就像患者挂号，安检就是门诊和检查，登机则是入院治疗。这样用相关科室的组团布局来优化患者的诊治和出入院线路，还可避免各类患者相互干扰，造成平台混乱拥挤。我完成整个登机流程用了不到两小时，如果就医流程能像登机这样顺畅高效，那将会是一个很大的进步。

受到机场航站楼的启发,这次出差回来后,我开始更加细致地思考"五代医院"设计和建设的问题,并找来规划设计单位和医院相关部门负责人一起探讨当中的细节问题,力求将患者的就医需求和临床部门的工作要求最好地结合起来,将"五代医院"这个先进的理念落到实处。

借鉴机场航站楼来规划、设计、建设"五代医院"的想法引起了大家的兴趣和共鸣。经过分析和讨论,大家觉得虽然机场航站楼是建筑行业里设计和建设难度较高的公共建筑之一,内部结构非常复杂,但与我们期望的"五代医院"非常相似,都是扁平化、多出入口的设置。

在机场航站楼,几十个航空公司和成千上万的乘客每天在这里来来往往,复杂的地勤系统、维修系统、地铁和公交系统相互交织在一起,内部工作人员、来来往往的乘客以及消防、安保人员等都有各自的交通走线。这些复杂的系统和通道既相互独立又相互关联,井井有条的机场运行之下有着一套复杂又高效的流程设计。而综合性三甲医院的设计同样具有高度的复杂性。不同于普通商品房和购物中心,医院每层楼的设置都有极大的不同,负一层可能用于放置具有放射性的直线加速器设备,到了一、二层马上就是人群聚集的门诊大厅,三层可能就设置为高度洁净和封闭的手术室或化验室。如此高度集约又复杂的建筑内容与飞机场具有很高的相似性。

我们为"五代医院"规划了五大疾病中心。仿照航站楼,我们可以建立一个医技大平台,这类似航站楼的建筑中心区域,将检验、放射、超声等科室全部集中在医技大平台，这个平台就像掌心；其他医疗中心围绕这个大平台来建设，就像从手掌伸出来的五根手指，这类似于从航站楼凸出的登机口，手指紧紧围绕连接着手掌，手掌又不断支撑着手指，它们相辅相成，形成一个有力的拳头。这样就摒弃掉了之前临床和医技科室各自为政的传统模式，将有限、分散的资源转变为集约、统一的资源。

结合国外先进的大科室模式和我们已经推行的 MDT 模式，大家还提出，除了心胸外科，还可以把呼吸中心融合病房、呼吸与危重症科、心血管内科等都放进"五代医院"的胸部中心；把耳鼻咽喉科、神经内科、神经外科以及神经重症监护病房等整合到头颈中心；将手术室、内镜中心、检验科、输血科、消毒供应室以及中心库房等，都设置在医技大平台，因为各大中心都需要他们的支持。

医院和规划设计单位经历了多轮商讨后，融合了航站楼设计建造理念的"五代医院"设计图纸终于问世。

与现在动不动就二三十层高的大型建筑相比，规划中的这座全新的"五代医院"几乎就是一幢完全"躺平"的建筑。在仅有三层楼高的扁平主体上，伸出 4 个七层高的"登机口"。

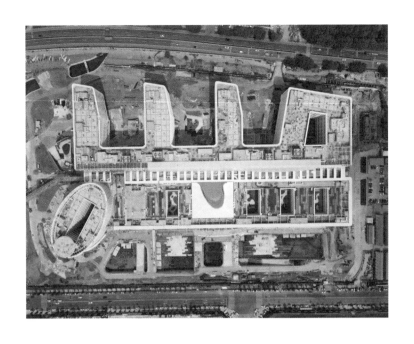

　　在三层楼主体上，每个楼层都有一条300米长、18米宽的"医疗大道"。"医疗大道"两端分别设置急诊中心、骨科、手术中心、麻醉中心和ICU，医疗大道两侧分别是办理医保结算和出院等业务的窗口、集成的医技共享平台和各个疾病中心的门诊。扁平主体上"生长"出的"登机口"就是依照人体解剖学建立的各个疾病中心，它们与"医疗大道"连接在一起，各个疾病中心的门诊设置在1至3层的"医疗大道"两侧，4至7层为各个疾病中心的住院区域，各自完全独立。患者在各个疾病中心经过门诊检查后需要住院的，直接在中心内部办理所有的相关手续，进入4层及以上的住院区域。

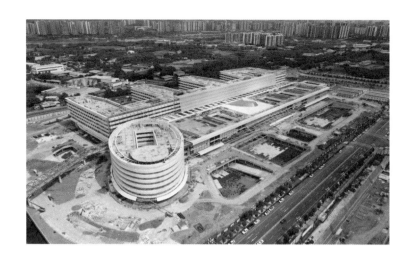

　　这一设计打破了传统的分科诊疗模式，遵循世界上最先进的诊疗流程和临床思维，实现了按人体结构分区、内外科相互协同的全新诊疗机制，摒弃了以往让患者在不同科室间转来转去的做法，让医护人员围着患者转，真正做到了以患者为中心，为患者提供更高效的医疗服务。

　　"就是它了！"我如释重负地把目光从这张弥足珍贵而意义重大的图纸上慢慢收回。在我看来，它的问世意味着我们很快就会有自己的"五代医院"了，国际上最为先进的医学理念和最科学的现代化医院管理经验即将在德阳落地，造福广大人民群众。

2. 人才是培养出来的

　　人才不能只靠"挖"，要想打造一支稳定的、适合自身发展的人才队伍，就必须强化人才培养。把"子弟兵"培养成高层次人才、学科带头人，使他们不仅能很好地适应医院文化，还能带动学科建设。俗话说，"铁打的营盘流水的兵"，要想"兵"不"流"失，就需要建立一整套学习培养、发展晋升的激励机制，为他们提供事业平台。

　　规划设计和建设方案初步确定下来后，德阳版"五代医院"的"硬件"问题基本上算是解决了，我们的工作重心转移到"软件"的准备和更新改造上。首要的便是人才问题。要适应"五代医院"坚持"以患者为中心"的前瞻理念，以及打破传统医院分科模式创新建立的由医技平台支撑的多学科诊疗（MDT）模式，实现从"病人围着医生转"向"医生围着病人转"的全新就医模式的转变，就必须有一大批"内外兼修"、既懂专业又懂管理的人才。

　　可是，人才从哪儿来？

　　到德阳当院长，起初我有很多顾虑，其中之一就是人才的问题。根据我赴任前了解到的情况，截至2014年，这家医院虽然是一家三甲医院，有一千七百余名员工，其中医护人员近1 400人，但这近1 400人中只有不到10个博士。这与我想象中的一家三甲医院的人才规模差距太大。更让人担忧的是，不论是年轻人还是高年资人员，都普遍缺乏继续学习的热情和进取的激情。

医院要发展、事业要进步，人才是关键因素。人才从哪儿来？一是靠引进，二是靠培养。多年以来，医院几乎所有的人才方针都是围绕着这两点制订的。

几年前，在医院例行举办的春季医院人才招聘活动期间，一位来自省外某211高校附属三甲教学医院的博士来办公室找到了我，表达了希望来我们医院工作的愿望。

虽然我自己也有着海外留学的经历，是博士后，但看过他的资料后我还是有些惊讶。他是博士后、主任医师、教授、硕导、美国梅奥诊所和以色列海法大学的访问学者，当时正在一家211高校附属三甲教学医院担任科室副主任。

对这样一位人才我们当然是十分欢迎的，但这样一位如此优秀的人才为什么会看中我们这家规模、名气都不算大的医院？我忍不住将他请到自己的办公室，两人交流的话题也由此展开。

"麦院长，我母亲是四川人，对四川我有着不一样的情感，当然我也非常认可咱们医院的文化和'持续学习'的价值观。我也希望借助咱们医院这个平台，带动专业的发展，让自己和同事充分展现能力，实现自我价值。"他坦诚地道出了自己内心的想法，"其实向咱们医院递交出我的简历的那一刻，对我来说就是一次重大的选择和挑战，因为加盟咱们医院、举家移居肯定会成为我人生的一个重要转折。"

对于他的想法和考虑我十分理解。在我自己的成长过程中也有太多这样的选择，从华西到瑞士，从瑞士到华西，从华西到德阳，走还是留，都要经过深思熟虑。

"我们医院现在正处在大力建设'五代医院'的战略机遇期，具备优秀人才施展才华的空间和平台，也急需像你这样的优秀人才。"我对他说。

"麦院长，谢谢您的理解。除了自己的事业平台，我还担心爱人的编制和小孩读书的问题……"他坦率地表达了自己的顾虑。

"这个问题请你放心。"我随即详细地向他介绍了医院关于人才引进的配套支持保障政策，并表示会从住房安排、配偶就业、子女上学等方面尽最大努力解决他的后顾之忧。

"目前我们医院肿瘤科员工多、摊子大，这些问题对科室'领头雁'的管理能力来说是一个巨大的挑战。你有很好的专业素养和管理背景，也有国际顶级医院的留学背景，期望你能在我们医院这个平台上继续学以致用，推动肿瘤学科的跨越式发展。"我微笑着向他表达了医院和我的欢迎。

一个多月以后，这位博士正式成为了医院的一员，并被任命为肿瘤科主任兼党支部书记。

不负期望，在加盟我们医院这个大家庭后，他带领肿瘤科团队推行党建与业务相融合，打造风清气正的科室文化，医教研一体化发展，仅仅用了两年左右的时间，便使肿瘤学科建设和人才培养迈上了新的台阶，医疗服务能力明显提升，并在 2022 年成功创建德阳市临床重点专科，2023 年成功获批德阳市肿瘤疾病临床医学研究中心，2024 年全国首家瓦里安基层肿瘤培训中心落地肿瘤科。而他所倡导的科室发展方向，更是与我们"五代医院"肿瘤中心建设的战略蓝图深度契合。

在团队发展的同时，他个人也先后获批德阳市卫健系统学术技术带头人、德阳市"领军人才"、德阳市"名医工作室"、四川省"卫生健康英才计划"中青年骨干人才等称号。

后来有一次我偶然跟他提起当初我和他在我办公室的那次长谈，他动情地对我说："事实证明加盟我们医院是我正确的选择。我代表家人感谢医院为我们提供了这么好的生活环境，非常感恩医院为我提供了这么好的事业发展平台。我唯有倍加珍惜，继续努力才能不辜负医院的重托与期望。"

"筑巢"才能"引凤栖"，"花开"然后"蝶自来"。这些年来，我们在人才引进上一直坚持这种理念，积极探索和实施有温度的人才工作服务机制，通过为引进的人才提供安居服务和住宿保障、协助解决引进人才的配偶工作和子女入学问题，用心、用情吸引和留住人才，增强人才的归属感、荣誉感和幸福感。这种策略换来的是"双赢"的局面。引进的人才自身得到了施展才能的平台，家人得到了安逸、稳定的生活；同时，医院也在人才的带动下，有了进步和发展。

引进高层次人才固然是解决人才困境的一条捷径，但同时也有着诸多的问题。一方面，引进的难度越来越大，各大医院间竞争激烈，到处都在抢人才。而人才，特别是学术技术带头人或者博士人才毕竟是十分有限的。另一方面，也有个别引进的高层次人才"水土不服"，不能很好地适应医院和科室文化，甚至阻碍科室发展。有时候费尽心思引进的人才，不久后又被其他医院许以更优厚的待遇"挖"走了，这些现象屡见不鲜。

这一系列事实道出了一个真理：**人才不仅是挖来的，更是培养出来的。**要想打造一支稳定的、适合医院发展的人才队伍，我们必须强化人才培养。我们要把自己医院土生土长的人才培养成高层次人才、学科带头人，而这些人才不仅能很好地适应医院文化，还能带动学科建设。而且他们对医院有感情，家在德阳，又稳定。关键是通过人才培养，医院的学习氛围就能被营造起来，不知不觉就能带动全院职工不断学习、不断进步。

基于这样的认识和想法，到德阳赴任后，我急切地想将浓厚的学习氛围带到这里，将优秀的文化带到这里，将先进的医疗技术和管理理念带到这里。

"人才是第一资源，人才培养是医院发展的源动力。我们必须尽快建立一套完备的人才引进、培养、激励机制，培养人才、用好人才，让全院职工养成学习的习惯，让医院焕发生机和活力。"在来德阳后不久的一次院长办公会上，我提出了自己的想法。

这一想法得到了医院领导班子的认同，医院很快就专门组织召开了一次专题中层干部大会。我在会上向大家畅谈了我关于加强医院人才培养的构想，提出通过"送出去"和"请进来"的多种方式，让干部职工，特别是一线医护人员参加进修和培训，以提升其综合素质和业务、管理能力。

起初，大家对此并不怎么"来电"，我的想法没有得到预期的响应，究其原因是多方面的。从科室的角度来说，人手本身就相对较少，再送人出去学习，恐怕日常工作都要整不"转"了；从员工自身的角度来说，工作已经太忙，每个人每天都忙得飞起，经常连周末都休息不成，家里的老人和孩子也无暇照顾，哪还有热情出去学习。另外还有一个原因，不少人担心外出学习期间，自己的绩效收入会受到很大影响。特别是年轻人，他们很多都"背"着房贷、车贷几座"大山"。也有部分年轻人觉得自己资历太浅，即使再学习再努力，也很难有"出头"的机会和空间……因此，如果不是与职称晋升等挂钩，如果不是硬性的要求，大家都没有继续学习和深造的动力。

这种现象于我，可以理解，但不能接受。

我是一名"华二代"，出生在华西、学习在华西、成长在华西。小时候，我总看着母亲在学校教室里上课，在实验室里忙碌，在家里也是抱着厚厚的专业书籍学习。那时我问母亲，为什么别人的妈妈都可以陪孩子玩耍，而你总是在工作和学习。母亲告诉我："医学是一门不断进步的科学，所以我们需要不断地学习，不能止步。"

在长辈们的耳濡目染下，我从小养成了爱学习、好钻研的习惯，并且通过自己的努力，考取了华西医科大学，步入了神圣的医学殿堂。为了学好外语，我把一套骨架标本标上拉丁语放在了宿舍书桌上；为了提升学历，我离开省医院，开启了在华西5年的硕博生涯；为了探寻前沿医学技术，我只身来到瑞士日内瓦，经历了5年的博士后研究。正是这样的求学经历，让我对"学习"二字有了很深的理解，它时刻提醒着我对待知识的探求不能有丝毫懈怠。

在我看来，要调动大家学习和进修的热情，首先需要建立起一套科学有效的激励机制，让员工产生足够的学习和进步动力。这里面就包括为他们提供更好的工作环境、提高薪资待遇、给予更多的职业晋升机会等。其次，要在医院建立良好的学习氛围，这种良好的氛围和优秀的文化能够潜移默化地影响员工的工作态度和职业行为等。

很快，在多次专题调研和讨论的基础上，医院相继出台了《在职人员攻读研究生管理办法》《职工出国（境）进修管理办法》等一系列人才培养办法，从制度层面规范了医院人才培养的相关工作，不仅明确了各种培养模式、保障政策，还解决了一些员工在培养方面的后顾之忧。

俗话说，"他山之石，可以攻玉"，这是我在瑞士学习工作5年的真实感受。古人的智慧给予了我们启迪，告诉我们要科学、实事求是地看待差距，西方许多国家先进的医疗技术和管理理念确实值得我们学习借鉴。对于人类文明进步的成果，我们应该主动"拿来"。

为了鼓励大家到"外面"去走一走、看一看，我不仅四处联系牵线，为职工们拓宽外出的渠道，还在医院办起了英语培训班，并力主医院成立了"外事办"，专门协助选派人员办理出国（境）相关的繁杂手续。

妇科一位姓刘的主治医生是第一批"走出去"的，她被选派到意大利锡耶纳大学医院进修半年。为了激发更多员工的学习热情，在她回到医院后，我们特意邀请她与年轻人分享了自己点点滴滴的感受。

"没去意大利的时候，我还踌躇满志的，结果到了意大利，发现班上同学都是各个医院的副院长、科主任，只有我仅仅是一个'小主治'。"刘医生的开场白引起了一片笑声，也勾起了大家的兴趣。

"医院外事办的老师一直和我保持着联系，得知我有困难的时候，他们不仅帮我排解心理压力，还指导我改进学习方法，鼓励我要以乐观的心态投入学习中。在他们的开导和鼓励下，我才能振作精神，发奋学习。有时候我为了向同学讨教，连吃饭的机会都抓住不放。"刘医生在分享中谈到，"虽然在意大利的时间不长，但真的感觉'长见识'了。除了了解和学到了医学发展的前沿趋势和丰富的专业知识，我也深入感受了意大利医院的人文主义精神，他们把人本理念植入到医疗服务的全过程，对患者的至仁至爱丝丝入扣，敬业精神溶化在每一个服务细节之中，这些都让我感触很深……"

让我感到欣喜的是，在我们大力实施人才培养战略，激励大家不断学习和进步后，全院的风气很快焕然一新。无论是行政后勤部门的干部职工，还是临床一线的医护人员，特别是年轻人，下班后、周末里打麻将、追剧的少了，学英语、学专业的多了，朋友圈里晒吃晒玩的少了，反映外出学习、进修、听课、培训的多了。

这是我想看到的变化，也是我们强化人才培养的初衷。

一晃几年时间过去了，当年医院第一批走出去学习的这位刘医生，凭借着海外学习取得的进步和勤奋敬业、主动作为的实干精神，得到了医院领导班子和科室同事的一致肯定，如今已成了妇产科主任。她通过学习国外的先进经验，率先在全院搞起了学科融合。妇科和产科融合后，相关工作更紧密地围绕妇女健康全周期，以往两个科室单打独斗的局面被破解，妇女生育力保护、更年期生活质量改善等被提上工作议程。现在，妇产科不仅仅从治疗疾病入手，还会考虑妇女社会状况的持续发展；医生们也不仅仅聚焦于本专业，而是拓宽视野，争取为妇女提供更优质的治疗方案——以前的妇产科不分家是大而全，现在的妇产科融合是全而专。

2015年至2024年间，我们共选拔技术骨干六百余人次赴国（境）外研修，他们在新加坡、德国、意大利、以色列学习专业知识和人文精神，也有部分人员前往中国台湾地区学习进修，通过"他山之石"，切实增长了自身见识，打开了格局，更为日后的工作奠定了坚实的基础。这些青年骨干通过医院的培养，后来都成长为了科室主任和各自专业领域的学科带头人。

与刘主任类似，在医院大力实施人才培养战略中获得进步和发展的年轻人还有很多，放射科的小马也是其中的代表。以前只有中专学历的他通过努力，最终拿到了博士学位。在他毕业回到医院后，还专门带着自己的博士毕业证书和博士学位证书向我汇报了几年来的学习心得。

　　"院长，我是来向您汇报的，也是来感谢医院的。"小马由衷地说，"感谢医院给了我一个重新出发的机会，科室也对我特别支持，所以我才能去华西读在职博士。读书的过程虽然很艰辛，真的，特别艰难，但是我还是顺利完成了学业。"

　　回顾这些年的经历，小马有了很多感触："长江后浪推前浪，现在不仅是医院，各行各业都在内卷，如果自己不进步，不抓紧提升和充实自己，马上就会被后浪拍死在沙滩上！"

　　临离开我办公室前，小马又发自肺腑地对我说："院长，不怕您笑话，我原本早没了继续学习深造的想法，就是一个中专生，混下去得了。可看到医院为我们出台了这么好的政策，搭建了这么好的平台，自己再不抓紧机会去提升，真的可惜了。至少在我知道的医院里面，没听说过哪家医院有我们这种政策，所以我去读书了以后，很多别的医院的同行都很羡慕我，这让我很自豪。现在我实现了从中专生到博士生的跨越，再往前十年，这是我绝对不敢想的。"

　　我拍了拍他的肩膀，他这番话让我感到很欣慰。我也是从年轻人过来的，年轻人因为工作和生活压力大，很容易有"躺平"的情绪，"无为而治""少做就少错，不做就不错"成为一些年轻人的口头禅。但实际上科技进步到今天，年轻人如果不及时提升自己，就很容易被甩在门槛外。

登高方能望远，只有人才的水平、能力、学历提高了，专业格局、视野才能打开，整个医院的软实力才能提高，才能更好地吸引来人才，这样医院的发展基础才能夯得更实、进步得更快。和读书的职工签订个性化协议，给脱产读书的职工发补助，报销学费……10 年了，通过外引内培，医院的博士人数超过了 40人。未来几年里，医院还将实现市委下达的博士人数达到 100 人的目标。

城北院区德阳版"五代医院"正在如火如荼的建设中，在"以患者为中心"理念的指引下，打破传统医院分科模式，建立由医技平台支撑的多学科诊疗模式，已作为医院未来的发展方向和目标确定下来。如何打破科室内部和学术领域内部的分工，促进学科融合，以及如何提升临床医师的多学科专业技能，培养适合大科室模式的专业人才，随之成了我们必须尽快破解的题目。

结合医院的具体情况，经过充分的调研、借鉴和讨论，一个适应自身情况的"五代医院"学科融合人才培养新模式被酝酿了出来。学科融合就是人才融合，我们决定打破专业壁垒，以病人为中心，安排相关专业的年轻医生有计划地转科学习，为"五代医院"的大科室管理奠定人才基础。

然而，不是每个人一开始都能理解这种融合的必要性和迫切性。

6 月的一天，我正在食堂吃中午饭，背后餐桌几个年轻医生的讨论吸引了我的注意。

"吴医生，听说你要去外科轮转了？"

"就是啊，哎，你们说我一个内科医生，医院安排我去外科轮转学习。我问了我其他医院的同学，他们也都没有听说过还能这样'操作'。"

听着他们的讨论，我忍不住起身把餐盘端到他们那一桌，加入他们的讨论中。他们看到我过来，纷纷起身，显得有些局促不安。

"没事，没事，快坐下，我们边吃边聊。"我示意他们坐下，"我听你们在谈学科融合人才培养的事情？"

他们之前并没有注意到我，被我这么一问反而面面相觑，显得有些不好意思起来。

"小吴，你说说看？"我直接问小吴医生。

"院长，我们刚刚是在说这个事情，我下个月就要去外科轮转了。"

"我刚刚听你说，感觉是不是对这个政策有什么不理解？"我继续问道。

"我倒不是反对医院搞学科融合人员轮转，我只是觉得我们都是各个专业的研究生，在各自的学科领域都学了很多年，都很熟悉本科室的工作了，为什么又要派我去新的科室锻炼啊，而且我也不可能真正搞外科工作呀？"小吴略显疑惑地说道。

"小吴啊，首先我要纠正你一个观点，为什么内科医生就没有机会'动刀子'呢？'内科外科化，外科微创化'就是当前医疗的发展方向。"我对他们说，"医院派你们到相关科室轮转是有道理的。医院现在的定位是要建设'五代医院'，所以对人才的培养要服务于学科融合，而不是让你们简简单单地学好本专业知识。学科融合对医院来说是一种必然趋势，它可以提高医疗质量和效率，也能满足患者多样化的需求。还有呢，学科融合可以促进不同科室之间的交流合作，提升我们医疗团队的综合能力。比如内科和外科的结合，可以让你们更全面地了解患者的情况，做出更准确的诊断。"

"小吴，付出总会有收获的，这次轮转肯定可以提高你们的终身学习能力，你们需要跨越传统学科的边界，不断学习和更新知识。如果你们能整合不同领域的知识和技术，就很有可能做出更有创新性的成果。虽然短期内看不出什么效果，但是从长远来看，是利于你们个人职业成长的。"

这几位年轻医生不时点头回应，我在他们脸上看到了被鼓励后的悦色，便一起享受了剩余的午餐时光。

几个月过去了。10月的一天，我在门诊看完病人后，正巧遇到了小吴医生，于是问起他在外科轮转的情况。

"院长，虽然您鼓励了我们，但有段时间我还是不理解为什么医院做出这样的决定派我们去轮转，结果去了才发现大有收获。"小吴医生挠了挠头，不好意思地说，"之前我想得太简单了，觉得轮转浪费时间和精力，没啥用，所以还是抱着混时间的想法去的，想着就这样吧，等时间到了回到本科室继续工作，这只是一个形式主义，我们就应付应付领导。结果，去轮转一周后我的想法就改变了。"

"怎么一下子就变了呢？"我很好奇地笑着问他。

"是这样的，"小吴医生笑着说，"有一天科室病例讨论，主管医师首先简要介绍了患者的病情和诊疗经过，然后我们参加讨论的医生针对这个病例的病情进行全面分析，发表意见和建议，针对病情提出诊疗建议。刚开始我只是在旁边有一搭没一搭地听，根本没有参与进去。但是慢慢地我就可以听进去了，我在想，如果在我们科室，我们会怎么制订治疗方案呢？这个时候主任突然点名让我发表一下意见，让我从专业的角度来看，还有哪些需要补足的，或者有哪些不对的地方可以提出来。然后我就说了我的看法，主任和其他老师听了之后就讨论起来。后来主任说，有些观点由于专业的局限，他们之前都没有考虑到，这次听了我的想法以后，才发现如果站在不同的专业角度就可以从多个方面为患者提供更全面的医疗服务。就是从那个时候起，我才慢慢转变了想法。真的是要打破专业壁垒，跨越传统学科的边界，不断学习和更新知识，才有利于个人成长啊。"

我点了点头说："对头，学科融合就是要充分利用不同学科的优势，促进医生之间的交流和合作，给医生和患者带来更多的福祉。"

小吴医生赞同道："就像刚才，我给一位病人看诊，遇到一个问题，要是以前，我肯定会把他引到外科问诊。但这次，我通过科室轮转的学习与交流学到了不同的知识，所以就能帮他解决问题，给他提供一个更好的治疗计划。还有，自己的一些外科技能也得到了提升，比如穿刺和插管技术，说实话，其实一点也不难，如果遇到需要紧急抢救的病人，我们就不用老等外科医生，可以自己操作了。"

小吴医生感叹："通过这次轮转，我不仅仅收获了专业知识，还在科室文化的融合和科间科研的融合上得到了很多启迪。"

10年来，医院多措并举，开展了一系列多方位、多层次的人才培养项目。如今，"持续学习，永不毕业；一旦毕业，等于失业"这句我自己的口头禅，已经成了医院的核心价值观，正引领着大家在学习的道路上不断前行。

过去"不进则退"，如今"慢进则退"。未来，医院计划建立一套符合人才梯队建设的培养方案，在人才培养的快车道上再次开启全新模式，持续快速前进，以期提升医院的核心竞争力。

3. 好医生也是好老师

在医院这个特殊的世界里，每天都上演着生与死的博弈，有着无数个交织着希望与绝望的瞬间。在这繁忙而庄严的舞台上，医生不仅扮演着拯救生命的角色，还承担着传承医德、传授医道的神圣使命。

在岁月的长河中，医者如同守护生命之河的船夫，承载着无数患者和家属对生命的希望，用智慧与汗水，维系着生命之河不息流淌。而在这漫长的医学征途中，**医者的传承也显得尤为重要，它不仅关乎医学知识的传承，更关乎医德医风的延续，以及生命尊严的维护。**

手术室里，穿着手术衣的外科医生面容冷峻、目光如炬。耀眼的无影灯下，他们手起刀落，顷刻间化腐朽为神奇……这是影视剧里常见的一幕。事实上，但凡对外科医生这个职业稍有些了解的人都很清楚，在他们优雅体面、风光无限的背后，是手术台下艰辛的付出和手术台上多年的磨炼。只有经过年复一年的积累、一点一滴的进步，才可能成为一名优秀的外科医生。而在这个过程中，高年资医生对年轻一代的传帮带尤为重要。

在医学生涯的初期，我有幸跟随华西医院的何生教授学习，他不仅是资深的医学专家，也是我医学道路上的引路人和人生导师。他对待每一位患者都如同对待自己的亲人一般，耐心细致，关怀备至。他常常告诫我们："医生是一个崇高的职业，我们不仅要治病救人，更要关心患者的心灵。"这种人文关怀理念深深烙印在了我的心中。时光飞逝，在医学前辈潜移默化的影响下，当我成为一名高年资医生和医疗组长以后，我也开始带教和传承。我们一代一代传承的，不仅仅是医疗技术，更是宝贵的经验、行医的智慧和对生命的热爱。

"这个手术医院哪个医生做得最好？""这个手术能不能请主任给我们做？""这个手术能不能帮我们请××专家来主刀？"这些是在手术前的医患沟通中，患者和家属经常会提出的问题和请求。这些问题和请求与手术本身的大小、难易无关，对他们来说，"主任""专家"就意味着是专业"权威"，而"权威"则能保证自己或家人的安全与健康。

患者和家属的想法是可以理解的，但并不是都能够实现的。这也让我开始思索，对于临床需求量很大的普通手术，我们如何实现手术的同质化？同样一台手术，能不能做到郑专家是这样做，王主任也是这样做，李医生还是这样做？不管哪个医生主刀，都是一样的流程、一样的标准、一样的效果，做得一样漂亮。

在地市级医院的肝胆胰外科，胆囊切除术是最普通、最常见的一种外科手术。因此，我尝试从这类手术入手，建立一套胆囊切除术的标准化流程（SOP）。在我看来，SOP的"权威"比专家、主任的"权威"来得更加牢靠。

我让医务部牵头做了腹腔镜胆囊切除手术的标准化流程，简称为胆囊切除 SOP。每个医生上台用一样的器械、一样的材料、一样的步骤来完成胆囊切除，每一个手术都有关键的操作步骤。胆囊手术关键的操作步骤就是要把三个重要的管道显露出来，第一个是胆囊动脉，第二个是胆囊管，第三个是胆总管，需要把三者之间的关系 360°无死角地显露出来。胆囊切除 SOP 为每一个步骤规定了标准的操作流程和规范，经过这样的标准化学习过程，不仅实现了腹腔镜胆囊切除手术的同质化，还帮助许多年轻医生很快掌握了手术操作的关键点。

主刀医生的学习过程犹如婴儿学走路，父母要放手，但是不能放眼。每个年轻医生在上台前，都已经跟了上百台相同的手术，观察了主刀医生的每一个操作细节。

我们医院也有腹腔镜培训教室，医生可以在腹腔镜培训中心先进行成百上千次模拟练习。真正走上手术台主刀的那一天，主任、医疗组长也会陪着这名新上台的医生，放手不放眼，看着他一步步操作。虽然在初期，这样的过程比亲自做完一台手术更加辛苦，但这就是医生的传承，一代又一代把技术和经验毫无保留地传递下去。

腹腔镜胆囊切除手术最可怕的并发症就是胆道损伤，特别是胆道的横断，但是自从 2018 年我们实施胆囊 SOP 以后，医院没有发生过一例胆道损伤，胆囊切除手术的其他并发症发生率也远远低于国际和国内平均水平。就在这样的培养模式下，我们的一线、二线医生快速成长，很快都掌握了标准化胆囊手术的关键步骤，都可以成为一名主刀医生，这是我们医院外科医生最值得骄傲的地方。

如何让每个医生找到自身职业的最大价值，这也是我一直思考的问题。医院在科室内分了不同的亚专业，根据科室需求和医生志愿进行双向选择，每个医生都选择了一个亚专业作为发展方向。加拿大作家格拉德威尔说过："**人们眼中的天才之所以卓越非凡，并非天资超人一等，而是付出了持续不断的努力。一万小时的锤炼是任何人从平凡变成世界级大师的必要条件。**"我鼓励每个年轻人找到自己的亚专业方向后，持续学习，通过一万小时的努力早日成为这个领域的专家和大师。

肝胆胰外科难度最大的手术要数胰腺手术，但地市级医院做胰腺手术的并不多。在选择亚专业的时候，科里一位工作了几年的年轻医生，主动选择了胰腺外科专业作为自己的发展方向。这位年轻人主动选择高难度亚专业，我感到很是欣慰，从此我每一次做胰腺手术的时候都会带着他一起做，让他慢慢接触和了解。胰腺手术是大手术，技术难度高，一不小心患者就有生命危险。我小心翼翼地操作和演示，他专心细致地学习。经过一段时间后，我告诉他，如果想做好胰腺手术，就需要去更大的医院学习，那里有更多的顶尖专家、更多的病人，去那些医院可以在较短的时间内学习到更多的东西，让自己得到更大的提升。

不久后，他去华西医院进修了半年，掌握了大部分的胰腺手术种类，再回来的时候，已经可以主刀完成大部分胰腺手术了，成了医院非常年轻的能完成复杂普外手术的医生之一，获得了外科同行的一致肯定。我担心他因此骄傲，鼓励他继续学习，除了不断精进业务技能外，还应该在年轻的时候一鼓作气读完博士，这对他后续的事业发展终身有益。他也不负期待，在第二年便考上了国内知名院校的胰腺外科专业博士，开始学历的深造。我相信，有了学习提升带来的知识积累和手术的丰富经验，他将来一定会成为一名非常优秀的胰腺外科医生，成为该专业的顶梁柱。

经过一万小时的练习，小医生也能做好大手术。如今在我们医院，像上面提到的这名年轻医生一样的医生还有很多。他们从普通的管床医生做起，随后快速成长为手术主刀，再通过进修掌握国内顶尖的前沿技术，最后成为适应学科之间融合发展要求的专家人才，个人职业生涯得到高速发展，也实现了人生价值。

医者之光，不仅在于救死扶伤、治病救人，更在于传承知识、培育人才。医者的传承，如同一根红线贯穿医学发展的始终。从古至今，无数医学泰斗用他们的智慧与经验，为后人留下了宝贵的医学遗产。这些遗产不仅仅包括医学书籍、方剂手册，更包括一种对生命的敬畏与热爱，一种对医学事业的执着与追求。这种精神层面的传承，往往比知识层面的传递更为深远和持久。

在医者的传承过程中，好的医生往往也是好的老师。他们不仅具备精湛的医术和丰富的临床经验，更有着高尚的医德和仁爱之心。他们用自己的行动和经验，教育和影响着年轻一代的医生，为医学事业的传承和发展贡献着自己的力量。作为一名年长的医生，一位老师，我深感医德的传承与技术的传承同样重要。

在肝胆胰外科的一次肝胆胰肿瘤常规 MDT 中，一位年轻医生介绍了一个病例。他负责的一位男性患者被诊断为十二指肠乳头癌，结合相关情况，考虑为他做根治性的胰十二指肠切除术。但因手术有一定的难度和风险，患者本人和家属一直下不了决心。

我仔细查看了这名患者的资料，他才刚过 50 岁，还算年轻，手术是最佳的治疗方式，而且临床效果和预后良好，如果放弃治疗，实在令人惋惜和痛心。

每周二是我在肝胆胰外科大查房的日子，这天我正好看到这名患者的家属来探视。看到他们一家人夫妻和睦、子女孝顺、其乐融融，我不由得想到，如果他放弃了手术这一最佳治疗方式，实在太过可惜。我随即找到主管他的那位年轻医生，了解到这位患者是一名退休工人，一儿一女均是知识分子。他们非常感谢医院为父亲提供的治疗方案及手术建议，但在了解到这是一个大手术而且风险极高后很是犹豫，甚至产生了放弃的念头。

于是我带着主管他的年轻医生，又跟这位患者的家属进行了沟通。我客观地介绍了手术的风险，但也强调了手术的必要性和可行性，以及对预后的重要影响，同时让主管医生将相关的治疗指南逐条为他们作了讲解。通过我们的耐心沟通，他们最终决定同意手术。

手术最终获得圆满成功，这位患者也获得了新生。

主管这位患者的年轻医生跟着我参与了患者沟通、手术和治疗的全过程。最初他颇有顾虑，担心这么大的手术如果发生了并发症，家属会不会因此怪罪医生和医院，甚至指责我们出于利益劝说患者手术。他的顾虑我能理解，但作为一名医生、一名老师，我告诉他，我们并不是劝患者手术，患者和家属也不是完全不同意手术，他们只是不了解相关知识，有疑虑。而我们是这方面的专家，我们需要将我们的医学知识传递给他们，减少信息差，获得他们的信任，至于最后的选择还是在于他们。我们决不能因为害怕并发症、害怕麻烦、害怕担责、害怕家属不理解，就置患者的健康于不顾，这种不作为不仅是一种错误，更是作为医生的失职，愧对我们当年许下的从医誓言。

最后我送给了他两句话：**其一，要得公道，打个颠倒，多换位思考，站在患者的立场上思考问题；其二，凡事岂能尽如人意，但求无愧于心。**

让我很欣慰的是，这位年轻医生在后来的日子里，非常认真地践行着我送给他的那两句话。在与我同台的过程中，他的手术技能逐步提高，同时在工作中他也学会了耐心地倾听、细心地观察、用心地治疗，学会了如何更好地与患者沟通，如何解释复杂的医学知识，如何给予患者信心和希望。我常说"日拱一卒无有尽，功不唐捐终入海"，我相信在前辈们一点一滴的浇灌之下，像这样的年轻医生终究会成为新的医者和师者。

266

"麦老师您好，我是成都医学院德阳班的课代表。按照课表，请您后天下午在南苑教室进行《外科学》'胰腺疾病'讲解。想问下老师需要准备或通知些什么吗？辛苦麦老师了！❤（温馨提示：请携带打印好的《教案》）"一天我收到一条来自一位年轻人的信息，充满了扑面而来的青春气息和求知欲。

这已经是我第七年给本科生讲授理论课了，我打算再把课件好好地梳理一遍，结合当今的最新进展和实践经验，给他们好好讲一讲。

7 年前我们医院和成都医学院合作，开创性地实施了"3+2"临床医学教学工作，即三年学校教育加两年医院实习。出于对三尺讲台的热爱，我也报名参加了理论课授课教师的遴选，并且凭着以前在华西医院授课的底子，顺利通过了一系列遴选程序。自此，《外科学》的"胰腺疾病"章节，就成了我"承包"的课程。我还清晰地记得 2016 年第一次站在我院授课教室讲台上的情形。那时，我已经离开课堂有五六年的时间了，再一次站在课堂上，还是深深感受到课堂教学和床旁实践教学的区别所在。在这里，有讲台，有黑板，有幻灯片，有无数学生的眼睛齐刷刷地盯着你，你的一言一行、一个观点和思想，都将对更大范围的学生产生深远影响。无论是谁，此时此刻站在这里，都会有一种教书育人的责任感。

我从 2016 年讲到了现在，对本科学生的理论教学从未间断。按照理论课授课教师的要求，我需要提前写好教案，准备上课互动。而课堂上，年轻的学生们也没有把我当作院长来看，只是把我当作一个最普通不过的老师。这种感觉真的很有趣，也鞭策了我认真准备每一堂课程，我在一声声"麦老师"的称呼当中感受到了做老师的快乐。治愈疾病是快乐的，教书育人同样是快乐的。

在我们医院，像我一样热爱教学、投入教学的老师还有很多。有白发苍苍的老院长，有享受国务院政府特殊津贴享誉一方的中医老专家，他们通过"名医工作室"等形式常年坚持带教和传承；我们中青年的教学老师们也通过言传身教，潜移默化地影响着医学事业的"后浪"们。

我们医院神经内科有位姓何的高年资女医生，向来十分严谨、认真、负责，而且做事、说话逻辑性极强。在每一次的教学查房、小讲课、技能培训、病例讨论中，她的这种性格都展露得淋漓尽致。通过临床教学和指导，她也影响了科里的年轻规培医生，让他们逐渐养成了独立的思维方式，能够以缜密的临床思维为患者提供高效优质的医疗服务。

在神经内科，规培医生的工作量很大，病房每天都会不断收入新的病人。一个病人的完整跟进需要规培医生采集病史、为患者做查体、记录相关医嘱、关注检验检查结果、监测生命体征，以及做好家属和患者的情绪安抚，甚至连患者的日常生活细节都需要考量。在查房过程中，何医生总是温柔、耐心、仔细地倾听患者的表达，关注患者的病情变化。她常常对学生说：**"永远记得病人首先是一个活生生的人，而不是一个物件。"** 当规培医师无暇顾及太多患者时，何医生宁可自己承担更多基础性工作，将规培医师的工作量转移给自己。都说有什么样的父母就有什么样的孩子，有什么样的导师就有什么样的学生。在医学生涯中，老师们会潜移默化地影响学生，学生也会在不知不觉间慢慢养成老师们身上的好习惯。

规培医生在工作中出现差错在所难免，在严厉批评的同时，何医生也耐心地指导他们，让他们学会对类似问题的处理方式，以及遇见临床问题时预设下一步的处理措施。她在临床上极其敏锐的判断力常常让学生们感到惊艳。有一次，一名规培医生遇到一例非常罕见的病例向何老师求助，何老师迅速通过丰富的专业知识和临床经验判断出了病症，并让规培医生注意从这个病例中学习和总结。她的讲解非常细致，给学生留下了深刻印象。后来四川省举行了罕见病学术会，这名规培医生用该病例参加了"揭秘罕见病例"比赛，获得了一等奖的好成绩。

这名学生在获奖感言中表示："感谢医院和基地为我提供了参加此次比赛的机会，感恩何老师和神经内科这个温馨的大家庭，成长式学习是我一辈子最宝贵的财富。登顶从来不是一个人努力的结果，每一次的登顶背后都是无数人的托举。"

医者之道，师者之魂。在医学的殿堂里，好的医生不仅是治病救人的能手，更是传道受业的楷模。他们不仅是技术的传承者，更是道德的践行者。他们总是以身作则、恪守医德、尊重生命、关爱患者。他们用自己的行动，诠释着医学的崇高和神圣；用自己的生命，践行着医学的使命和责任。他们不仅教会了年轻医生如何诊断疾病、制订治疗方案，更教会了他们如何用心去感受病人的痛苦，用爱去传递温暖和希望。他们用自己的行动，为医学事业培养出了更多优秀的人才，为人类的未来创造了更多的可能。

4. 发展路上的"小目标"

　　做任何事情都不可能一蹴而就，在实现终极目标的过程中，我们需要先制订和达成一个个"小目标"。制订和达成这一个个"小目标"的过程，实际上就是在为将来实现终极目标打基础、做演练。

2014年年底，带着我的博士生导师何生教授的祝福，以及他关于在医院的一切工作中都必须牢记抓住质量和安全这两个核心的嘱托，我离开了自己熟悉的华西医院，来到德阳担任这所当时全市唯一一家三甲综合医院的院长。

　　尽管此前我当过最大的"官"也只是科室的一个医疗组长，但在我看来，一家医院，其实就是一个极度放大的医疗组。作为一个医疗组的组长，我要对我管的这十几个病人的诊疗安全和满意度负责，要对医疗组的医疗质量负责，还要对医疗组成员的绩效、成长负责。把这些责任放大，其实就是一名院长对全院病人、全院职工应该履行的职责。

　　5年的四川省人民医院住院医师、4年的瑞士日内瓦大学外科学博士后、19年的四川大学华西医院医疗组带头人……过去的成长经历告诉我，作为医院管理者，首先要有学习观察的能力，反思差距，通过对信息的综合判断，融会贯通，最后才能抓住最有用的素材，结合实际构想出改变差距、提升发展的"idea"。于是上任之初，我用了一个月的时间调研四十余个科室，平均一天两到三个。通过摸底调研，我发现，同很多地市级医院一样，我们医院当时也面临着诸多的困境和问题。如何缩小差距，如何再定位，在我看来，这些困境和问题我们不能单纯就事论事地去处理和解决，而是需要进行更加深入的调研和思考，分门别类，然后找到问题发生的根源，最后从根本上着手解决。

2015年年中，医院把核算管理和运营分开，将经济管理办公室转型为运营管理部。随后，医院又将此前在医院内部招募的一批护理人员送到华西管理学院脱产培训半个月。回院后，作为试点，医院将他们安排在骨科、神经外科、妇产科、神经内科、心血管内科等几个临床科室担任专科经营助理，初步搭建起了一个比较完善的运营管理架构。

"专科经营助理"这个概念最早来自中国台湾地区。早期，台湾企业以捐赠的形式进入医疗行业的同时，一批财团法人医院开始涌现。一些企业直接将医院管理与企业管理对标，采用事业部制的组织架构来管理医院。在逐步实践的过程中，人们发现医院管理还涉及医疗质量、护理、医疗保险等一大堆待解决的问题，专科经营助理这个岗位应运而生，也催生了一大批开始专门学习医院管理的人员，这让台湾的医院管理水平发生了一场结构性的巨变。

我之前工作的四川大学华西医院在2004年便率先从台湾长庚医院引进了设立"专科经营助理"的这一做法，同时成立了医院"运营管理部"，作为专科经营助理的主管部门。华西医院对专科经营助理的定位是：协助临床科室主任将医院的战略目标与科室发展有机结合，帮助科室主任进行日常管理，整理、分析科室运营信息，同时还承担一些科室、部门间的沟通协调工作，目的是提升医院、科室的管理效率和水平。专科经营助理主要关注强化经营能力和与经济效益指标挂钩的管理能力，是其他行政管理部门职能的强化和延伸。

华西医院采用的是专职运营助理岗位，对标医院的行政人员编制，在人事管理和绩效奖金发放时参考其他行政部门。而我们医院当时采用的是兼职助理，人员属于临床科室，他们对科室的工作流程、存在的问题非常了解，可以随时掌握第一手的数据，这有利于所在科室的数据分析工作。然而，他们同时还要参加所在科室的临床排班，投入运营管理这项工作的时间有限，在专业度方面也很欠缺。说是专科经营助理，其实更多是科室秘书性质。长期如此，不仅不利于成长，他们的存在价值也会大大降低。从华西医院的经验来看，只有向专职经营助理转型，他们才能站在客观的角度对临床科室进行各项数据的采集和分析，对院级层面的战略发展目标与要求才能有更好的理解和落地实践。

为了解决这一问题，我专门同医院运营管理部负责人进行了沟通。在我看来，要想把这支队伍带好，首先得把人员编制归属到运营管理部，把管理放在行政上，绩效由医院承担才行。但鉴于方方面面的因素，一下子要把这么多人归到行政上来还不太现实。为此，我们商量在专科经营助理队伍的培养、建设上，先采取一个过渡的解决办法,对他们边培训边搞双向选择,精简队伍,选出更合适的人。培训范围要宽泛,医院管理、经营规划、财务管理、人力资源管理、资产管理、管理工具运用等都要涉及。

确认大致方向后,运营管理部随后又面向全院临床科室进行了招募,用科室推荐加自荐的方式一共设立了21个兼职专科经营助理,计划通过一年的系统培养后选优。

事情的发展远不如我们预想的那么顺利。首先,将专科经营助理由兼职转变为专职,人员归属问题阻力重重。而培训也没有想象的那么理想,他们所在的临床科室和运营管理部两头都在安排工作,他们也很难平衡,两头都不敢放手,作为专科经营助理的工作开展得也不够好。但在我看来,这些问题的出现都很正常,护理队伍出身的专科经营助理优势是懂临床、熟悉业务和医生,但是也有很明显的劣势,就是不懂数据分析和管理工具。而医院和科室的期望值又很高,在这样的情况下,他们有点无从适应我也很能理解和接受。

根据现实情况,我交代运营管理部负责人一方面继续与护理部、人力资源部沟通、协商,看能不能找到一个让专科经营助理由兼职转变为专职的办法或途径;另一方面,在专科经营助理的工作中尝试着推行"项目制",让专科经营助理自己拟定几个专题项目,去试着做一下,锻炼锻炼他们的数据分析能力,熟悉一些管理工具。这样做既能较快地提高专科经营助理的工作能力和业务水平,又能发现和解决医院目前存在的一些问题和不足。

很快，专科经营助理们提出了诸如病种成本分析、消毒供应室服务项目成本核算、设备效益分析、体检后就诊流程等多个专题项目。经运营管理部确定后，他们随即分组展开了工作。

两个月后，我看到了几个项目的总结汇报，总体上感觉还是不错的。例如病种成本分析组，他们选择对神经外科 2012 至 2014 年的出院病人进行分析，先按主要诊断编码对出院诊断进行核对修正，再统计出神经外科 2012 至 2014 年的病种分布情况，从前 15 种疾病中选取多发病、常见病进行分析。他们根据患者费用清单所产生的费用，综合征求价格、医务、财务意见，进行病种费用明细的分类汇总。神经外科在项目组分析的过程中已在逐渐规范和改善费用结构，这对神经外科部分病种降低成本、减少不合理费用起到了很大的促进作用。整个分析过程把成本 - 收益分析、价值链分析、作业成本法、参数分配法都浅浅地用到了。

"在这次的培训式项目里，你们选择的题目方向很准确，解决的问题也很确切，进步很明显。"在一次会上我专门鼓励他们，并指出了他们在这次专题项目工作中的欠缺和不足，给出了改进建议。我告诉他们，要想担任专职经营助理，尽快学会运用工具科学分析数据是首要任务。希望他们努力学习、钻研，在进步中逐步找准自己的方向。

2015 年年底，医院通过双向选择确定了 11 个专科经营助理并转岗到行政，全面负责全院 34 个临床科室的专科经营工作。通过和护理部、人力资源部充分讨论，他们转岗后取消护理岗位津贴，按行政后勤一般岗位处理，但护士执业证依然保留注册在医院。同时，根据人力资源的规划，他们可以向卫生人才管理、经济师、会计、统计师等几个技术岗位发展。对于未转岗的经过专科经营助理培训的人员，我们也建议临床科室根据工作能力考虑设置科室专职秘书等岗位。

专科经营助理转岗平稳过渡后，我们又本着人才本土化的理念，请专家到院内来进行诊断式授课，不断提升他们发现问题、解决问题的能力。

2015年是医院全面深化医疗改革的关键之年。在经济发展速度放缓的新常态下，医疗卫生投入的强劲态势将逐渐走向平稳，随之而来的是一系列督促医院追求高质量发展和精细化管理的改革要求："基本药品零差价""细化临床路径""实行分级诊疗转诊""大型公立医院主要诊疗方向由常见病多发病诊疗转为急危重症和疑难病症诊疗"……，一个个挑战接踵而至。

在这样的大形势、大背景下，一个医疗行为的发生，不再仅仅涉及医学技术层面，背后还涉及学科发展、医保、质量效率等诸多方面的问题。医院如何在围绕患者服务、坚持公益性的基础上，权衡运营成本与运营效率就显得尤为重要了。为此，2015年年中，医院决定搭建更完善的运营管理体系，成立运营管理委员会，办公室设在运营管理部。在这之后，专科经营助理的工作愈发熟练，作用也日益凸显。作为行政后勤与临床科室的桥梁，他们既充分了解科室的发展规划，又熟悉医院的战略大方向，可以随时和临床科室充分沟通，让临床科室明白该怎样工作、达到怎样的服务量，才能在提升科室绩效的同时带动学科发展。

经过一两年的工作，我对医院方方面面的情况已经比较熟悉了，加上期间针对一些局部问题的"姑息式"改革，我对医院的未来发展有了一个清晰的思路。

在城北新院区的规划设计和建设中，我们最终选择借鉴法国最新一代医院的建设理念，力求把新院区打造成为德阳版"五代医院"。这座全新的德阳版"五代医院"，以多学科协作为工作模式，所有科室、所有资源将在同一平台上共享和运作，医院不再向"空中"发展，而是"躺下来"，设置多个便利的交通出入口，全方位配套多元化设施功能，以保证建筑更符合"以患者为中心"的核心价值：质量、安全、舒适、流程。

我清楚地认识到，做任何事情都不可能一蹴而就，在实现"五代医院"这个终极目标的过程中，需要先制订和达成一个个"小目标"。而制订和达成这一个个"小目标"的过程，实际上就是在为将来实现终极目标打基础、做演练。

2016 年年底，医院系统地梳理了需要马上启动和未来应该开展的重大项目：自 2008 年汶川大地震之后，医院的中心手术室已快 20 年未进行改造，设备、院感、消防等多项工作亟待改进；ICU 床位数多年维持在 18 张，严重不足，急需扩容；此外，B 超室、内镜中心等需要扩建，检验科和血液净化中心等也需要建设……不数不知道，一数吓一跳，仅 2017 年需要启动的项目便有二十余项。

项目定了，那谁来抓？谁来执行？如何保证执行的高效、顺畅？这又成了摆在我们面前的一个个亟待破解的难题。

千思万绪中，我想到了之前推进的一个项目。2016年，医院先后成立了急性胰腺炎中心和日间手术中心，前者为四川省第一家单病种多学科协作中心，后者为四川省内第一个地市级日间手术中心。

急性胰腺炎中心的建设可以说为后面的重大项目管理树立了一个标杆，当时没有明确的顶层设计，我也是在摸索中进行了全程指导。在这个过程中我发现，搜集并落地来自患者的想法、协调部门间的工作，需要大量的论证与规划，这些工作不是一个人，哪怕院长、副院长牵头就能搞好的，况且我们还手握几十个重大项目。

这时我想起自己曾读过的一本名为《如何成为一个出色的项目经理》的书，其中提及美国的"曼哈顿计划""北极星导弹计划""登月计划"等项目在执行过程中，依从整体规划，多个子项目分别由相应的项目经理承担，使得这些专项与各系统和部门紧密串联，可做到高效与整体协调。

受此启发，我提出将企业项目经理管理模式引入医院重大项目管理，经讨论，这一想法最终得到了医院领导班子的一致同意。我们决定为每一个项目匹配一名或几名"项目协调员"，协调员直接参与项目筹备与管理，自下而上串联起院办、院长助理和院长这一流程，联动各相关科室以有效推进部门协同，监督项目质量、安全、进度与成本管理。

在"项目协调员"的遴选上，最初有人建议面向社会招聘有成熟经验的专门人员，但考虑再三，我们还是将"项目协调员"的遴选对象放在了医院内部，这样决定是出于两方面因素的考虑。一方面，在医院内部遴选"项目协调员"，选出来的人熟悉医院的基本情况，清楚医院的工作和运行模式，在协调推进项目建设的过程中，容易切中要点和"痛点"；另一方面，基于"人才是自己培养出来的"这一理念，我们希望通过直接参与重大项目建设的方式，考察、培养一批既懂医学又懂管理的医院管理人员，补齐医院管理人才匮乏的短板，为将来"五代医院"的运行和管理锻炼、储备人才。

2017年3月，医院发出了招聘"项目协调员"的通知，短短几天内就有数十人按照要求报名，并提交了最高学历、工作年限和专长等资料。经过筛选，最后有二十余人入围面试竞聘环节。这二十余人分别来自医院各职能部门与临床科室，而且清一色的都是年轻人。

当时有些同志多少有点顾虑，觉得重大项目的建设事关医院的发展和未来，让这帮年轻人来充当"项目协调员"，是不是不太合适？但在我看来，选就是要从年轻人中选，他们思路活、有干劲。最重要的是，经过这样的历练后，他们能更快地成为各部门的骨干。

在随后进行的面试竞聘中，通过"自我推荐""竞聘演讲""民主测评"环节，最后经医院领导班子确认，十余名年轻人得以成为医院首批"项目协调员"。根据协调员的特长，医院将重大项目与之做了精准匹配。个别能力强的，甚至负责起两到三个性质相近的项目。

与任务分配同时进行的，是项目协调员制度的建立，这一制度包括能力培训、工作要求和工作评价等内容。能力培训包含理论、风控、实战等培训；工作要求让协调员学会做项目计划书，能出具项目可行性报告、院感及施工前风险评估材料等。

项目启动后，首席协调员须走访项目干系人，收集第一手资料，讨论研究，制订项目书，明确各环节的责任科室和责任人，规划项目进度；院办则进行统筹协调，定期召开协调员会议，汇总项目报表；院长助理的任务是协调重要节点或组织项目交叉推演，定期汇报进度与困难。最后，重大问题汇总到院长处进行决策。

多个重大项目依次启动后，初期确实感觉有些乱。既有个别协调员刚刚进入角色不适应、对相关科室业务理解不到位等原因，也有一些例如政策、招采和施工条件等的外部原因。

以手术室改造为例，科室团队希望按最新标准设计，但设计图纸出来后发现，若依此设计该区域使用率会很低。如果坚持最新标准，建筑结构的改造将非常大，又难以保证效率。此外，还要考虑消防、院感，以及如何在改造的同时保证手术量等问题。类似的项目需要推演很多次，方案也反复被推翻，非常复杂。

一体化阳光产房项目也是其中较为典型的一个，在推进过程中遇到了不少困难。这一项目最早被提出来是在 2016 年，随后医院相关部门先后组织了十余次外出考察和调研学习，最后于2018年夏天才正式启动。因为这一项目标准很高，涉及的科室较多，项目协调员在整个项目建设中主动作为，前前后后做了大量的协调工作。施工期间不可避免地会产生一些噪声，因此需要合理安抚、安置孕产妇；施工中需要停电停气时要提前和楼上楼下的临床科室打好招呼；空调、卫生间和水暖改造前要和相关科室沟通……凡此种种，均须提前规划和作好准备，导致项目进度较为缓慢。但这个项目最大的影响因素来自外部，即定价问题。此前，国家并未出台明确的一体化产房收费细则，我们只能边等边干。2018年年终前后，收费备案政策出来后，结合前期调研数据，我们很快制订了收费标准，这个项目才算是终于画上了圆满的句号。

另一个启动后初期推进不顺利的项目是"骨科医联体"项目。该项目为医院与当地另一家医院的共建项目，于2017年5月正式达成合作框架协议，合作方式为医院的骨科住院部整体搬迁至该院，同时全面托管其消毒供应室、手术室、麻醉科，在"互联网＋"的基础上实现两家医院放射科、检验科、输血科的资源共享，由此形成真正意义上的紧密型医联体。

这个项目要进行制度框架下的创新，要沟通包括地方卫生行政、医保和物价等多个部门，难度颇大。合作的另一个难点在于该医院前身为国企二级甲等医院，还需要理清院与院之间的资产归属、财政拨款渠道和职工身份等问题。

好在我们通过这个协调员机制，在项目运行过程中逐步整合院内外资源，最终保证了项目的平稳落地与推进。虽然前期成本较高，但现在看来显然非常值得，效益正在显现。共建"骨科医联体"后，该医院科室的床位从84张变为了108张，手术台数同比也近乎翻倍。

在项目建设过程中，同一项目必然涉及多个部门，不同项目之间工作也会有交叉，有了协调员在其间做基础沟通，就能最大程度地避免部门间的"扯皮"和内耗。同时，各个项目间也能更好地分出轻重缓急，进度更有保障。针对协调员也难以处理的问题，各相关人员将在例会上进行讨论和推演，最终形成结论，医院领导班子拍板后依章执行。

事情到了需要医院领导班子来拍板的程度，证明项目推进确实是遇到了较大的困难。但我要求他们不能把问题直接扔过来，不能遇到难事就后退，作为协调员，他们在工作中应该有足够的调研学习和分析解决问题的能力。**拿过来需要由医院领导班子拍板的问题，协调员必须给出A、B、C等若干个解决处理方案，并明确每个方案的优势和劣势，提出需要我们给予哪些支持，或者需要我们作出哪些取舍。**

在重大项目的推行过程中，"药品第三方物流"这一项目可以说是彻底改变了传统的药品流通模式。简单来说，这个项目的建设思路是医院先完善互联网系统，用以盘点药房和临床科室每天的用药结余情况；之后将这一结果第一时间发送到医院附近的第三方药品配送平台，该平台再按需将药品配送到医院。还须对院内药房进行智能化改造，在每个临床科室放置一台智能药柜机。

我们搞这个项目的核心理念是要在国家取消医院药品加成的情况下，实现药品的院内"零库存"，降低医院运行成本，实现药事服务的精细化、智能化管理，促进临床药事服务回归以患者为中心的本质。为了确保这个项目成功，我们由"项目协调员"牵头，从一开始就逐个梳理了项目中可能的风险点，并在德阳市卫生健康主管部门的严格监督下，由律师团队逐字逐句对医院与药品供应、配送方的合同进行了修订。由于斩断了利益链条等一切敏感因素，这一项目建成后的运行一直正常有序。

2017年年底，医院成功完成了心身医学科的整体迁移和重组。从此前依附于神经内科，医务人员常年仅维持两到三人的心身医学组，到组建起二十余人的专业团队，这一过程走了二十余年。

因焦虑、抑郁、睡眠等问题引发的相关精神疾病近年来正呈现逐渐增多的态势。因此，当心身医学科负责人向医院领导班子表达了希望科室能够独立发展的愿望后，医院给予了全面的支持。历经多年的积淀，以及2008年汶川大地震等大型"战役"的洗礼，目前医院的心身医学科已成为德阳市最大、开展业务最全，集医疗、教学、科研于一体的临床心理、心身疾病和精神医学整合科室，病床数达到46张并常年满员，这在全国各类综合性医院中极为少见。

同样在 2017 年，德阳市被列为国家首批 5 个安宁疗护试点城市之一，医院响应号召，首担重任，迅速创建了"安宁疗护中心"项目。这个项目的建设任务很重，几乎相当于重建一个科室。我们最初希望这个项目在院内选址，但在调研过后放弃了这一想法：条件不允许，院本部的病房难以调配。为了选到一个合适的合作单位，"项目协调员"几乎走访遍了德阳市内的医疗机构，最终与市区一家二级肿瘤专科医院达成了合作意愿。随后，通过"项目协调员"的协调，该项目很快开展起来，并在不久后得以完成。如此一来，依靠大医院的技术，在二级医院做实诊疗中心，再向外发散，联动社区和乡镇卫生院，共同创建安宁疗护质控中心和专科联盟，一个严密的三级网络就形成了。现今，安宁疗护的"德阳模式"已吸引了外界越来越多的目光。

医院在重大项目建设中推行的"项目协调员"机制，是医院结合自身实际，在不增设部门、不增加固定岗位情况下的创新之举。对"项目协调员"实行全院选拔、跨界历练，普遍培养与个性化指导双管齐下。每个协调员在完成本职工作的基础上参与重大项目的总协调，不影响本职工作，同时凭借参与项目历练被纳入医院人才库，相关经历被记录。目前，医院有多名科室主要负责人就是在"项目协调员"的选拔和工作中崭露头角、逐渐成长起来的。他们在回顾担任"项目协调员"的这段经历时，大多表示在参与重大项目建设工作的过程中，充分感受到了团队的力量，明白了靠一个人单干是做不成大事的，要学会利用资源去沟通，去锻炼组织与管理能力。

在医院运行管理上，我们在德阳版"五代医院"落地前也专门制订了一个"小目标"，就是培养自己的既懂专业又懂管理的后备力量。为此，我们专门在医院内部开办起了医院管理高级研修班（HEMBA）。

来德阳任职以前，我在华西医院只是一个管着一个医疗组和十几张病床的医疗组长，精力更多地还是放在自己的专业领域。事实上不光是我，长期以来，医务人员重专业轻管理的现象普遍存在，特别是一线临床科室的负责人，目光往往都聚焦在专业领域的学术前沿，工作重心都放在提升科室的竞争力上。

来到德阳担任院长后，尤其是在推进德阳版"五代医院"的建设过程中，我深刻意识到，**医院管理是一门科学，医院的各级管理者，特别是一线临床科室的负责人，不仅要懂医疗，还要懂管理，这样才能适应"五代医院"的需要。**于是开始考虑对医院中层干部的管理能力进行系统培养，以此提升、改变他们的领导能力、管理水平和工作方式。

2022 年 3 月，春天虽然来了，但一切似乎缺少一些生气和活力。过去的两年，医院职工外出培训和学习的机会较往年减少了很多，所以我想能不能就"在家"里把这项培训搞起来，做一门针对医院中层干部和后备管理人才的管理能力培训课程。于是一次周五早上的行政交班会后，我留住组织人事部主任，和她就全面提升医院中层干部管理能力的想法作了一些探讨。

在我看来，**医院的中层干部，尤其是一线临床科室的负责人，不仅要医疗技术精湛，还得管理水平高超；不仅要有医学专业的硕士文凭，还得有管理学的硕士文凭，这样才有助于学科建设和医院高质量发展。**我们不可能把医务人员都送去读 MBA，但我们是不是可以搞一个自己的培训班，中层干部和后备干部通过参加培训，完成作业和结业考核，就能拿到医院内部认可的结业证——这就是我们工商管理理论知识和实操技能培训班的雏形。开设这个培训班的目的在于进一步提升医院中层干部与后备干部的管理能力和综合素质，强化科室管理和人才培养，创建学习型医院。

医院组织人事部很快与相关行政部门和临床科室一起讨论确定了培训的内容和目标，包括时间、周期、预算等。通过前期调研，我们确定了与上海交通大学中国医院发展研究院合作，联合举办医院管理高级研修班。

通过筹划准备，医院发布了培训班招生通知，医院中干和职工共有 550 人报名。通过筛选，最后录取了医院领导、中层干部、后备管理人员及医联体管理人员共计 420 人作为第一批学员，其他报名职工纳入第二批学员。为了表示对本次培训班的重视，医院还精心设计制作了录取通知书，由我亲自为每位学员颁发。开课前，我亲自为培训班挑选了重点授课专家和课程内容。

经过精心筹备，2023 年 2 月 18 日上午，为期 3 年的"医院管理高级研修班"正式开班。每个月一次、每次两天的学习，成了我们管理人员和后备干部的必修课。

为了解这个研修班的实际效果，掌握学员们的思想动态，开班半年后，我特意找到几个参加研修班的临床科室负责人，问起他们的感受。

"麦院长，不瞒您说，我们都是医疗专业技术人员，之前对于管理，全是靠自己摸索。"一位临床科室的主任说，"研修班开阔了我们的视野，我们学到了很多管理学方面的理论方法和技巧，认知水平提高了，对科室人才培养和提高科室工作水平有了更多思路。我们科室的管理团队也收获很大呀，这些实用的管理方法和技巧可以很快运用在实际工作里。团队工作和管理能力提升了，就能更好地激发科室职工的潜力和积极性。还有，我们的团队合作能力也加强了，大家能够更好地协调处理科室内外的工作，整体效率就提上去了。"

大家谈到的成果令我很欣慰。中层管理干部是医院的核心力量，他们通过学习能够更好地规划和执行各项工作，提高医院的整体管理水平。这不仅提升了医院的服务质量和效率，还增强了医院的竞争力，为医院的可持续发展奠定了基础。

管理是一门科学。学员们放弃了一些休息和陪伴家人的时间，秉承"持续学习，永不毕业"的理念，坐在偌大的教室里，聆听具有先进管理经验的医院的管理理念和技术方法。我相信，通过3年的培训学习，医院的管理水平还将再上一个台阶。

5. "淘"最少的"神"办所有的事

　　"淘神"是一句典型的四川方言，指办事特别头痛、费神、麻烦。不讳言地说，一直以来，医院就是一个让人"淘神"的地方，而就诊看病则是一件令患者和家属十分"淘神"的事情。德阳版"五代医院"的规划、设计、建设，乃至运营，全面贯彻了"以患者为中心"的理念，患者及家属能在这里"淘"最少的"神"办所有的事。

　　在我看来，与航站楼一样，医院不仅仅是一座开展医疗行为的建筑那么简单。航站楼要同时考虑候机旅客的生活需要，医院也是如此。针对前来就诊的患者以及陪护他们的家属，大到怎么来、怎么走，小到吃什么、喝什么，事无巨细都要——考虑到、准备好。而且，因为是患病前来就诊的，无论是患者本人还是陪护他们的家属，内心都充满了焦虑和不安。**医院原本就是人道主义关怀的产物，因此，为了体恤、方便患者及陪护他们的家属，让他们能够便捷、快速地完成就医，医院需要做得更多。**

　　"五代医院"是一座"躺下来"的医院，扁平化的主体结构部分占地面积大，各病区又相对分散，因此在内部交通的规划、设计上，我们不得不做仔细的考量。在与设计和建设单位反复磋商和讨论后，我们最终决定采用分散式出入口和立体交通相衔接的立体交通系统。

德阳版"五代医院"东侧的泰山北路与西侧的太行山路存在高差，太行山路较泰山北路低4米左右。因此在规划设计和建设施工中，我们利用这个地形高差，在医院前区形成立体景观交通广场。由太行山路向上缓坡形成步行入口交通区，向下缓坡形成车行循环交通区。车辆入院后在院区内部形成较长匝道，在地面层形成类似于机场出发层的临停循环交通区，而这个循环交通区又接驳地下停车场。患者在下车后，便可以直接抵达地面层平台，进入专科门诊中心，其乘坐的车辆则可以通过向下的缓坡直接进入半敞开的地下层，患者及家属停放车辆十分方便。

急诊车辆则可以通过专用通道直接入院至抢救区域，完成进入式抢救。楼顶的空中救援平台（直升机转运平台）、手术中心、ICU和急诊科被集中安排在医疗大道同一端的一层至楼顶，垂直分布。为了便于急危重症患者的抢救和转运，我们在这个位置规划设计了专用电梯，建立了一条"生命通道"，配合空中救援平台，形成了一个多维度的抢救体系。

为了给患者、家属和医护人员提供更多的通行选择，德阳版"五代医院"在横向交通上设置了多组患者和医务人员出入口。其中患者出入口共22个，分布在急诊、门诊和各疾病中心；医务人员出入口共24个，分布在医疗大道的各个诊疗中心和病区；同时还有急救车专用的担架通道4个，以及一条东西走向、贯穿整个"五代医院"的消防通道。

我们一层至三层的"医疗大道"有300米长，宽度也达到了

18 米，串联贯通医院的各个功能区，水平距离较长。为充分照顾和满足患者和年长者的需要，我们在"医疗大道"上加装了自动步道。

德阳版"五代医院"的竖向交通以电梯为主。虽然目前我们老院区的每幢大楼都安装有电梯，但由于每幢楼的楼层相对较高，电梯数量又只有寥寥几部，竖向交通十分不畅，电梯口常常拥堵着大堆的人群。为了解决这一问题，提高竖向交通效率，即使在"五代医院"的主体建筑内人流更多是水平移动，但我们还是设置了近 70 部竖向电梯，确保电梯不再成为医院内的交通堵点。

这种立体交通系统不仅存在于德阳版"五代医院"主体建筑的内部，在外部也同样得以体现。在目前已经建成投入使用的妇女儿童院区和"五代医院"的主体建筑之间，间隔有一条城市道路。我们在两个建筑体之间建有空中廊道，医务人员和患者及家属无须穿越城市道路，通过空中廊道就能快速穿行于两幢建筑之间，这不仅提高了转运效率，也充分保障了人员的安全。

在欧美国家，成年人，包括老年人，基本上都是自己一个人前往医院就诊。但在我们国家不一样，病人一般都是由家属陪护着，特别是儿童看病，往往是"全家总动员"。这种就医模式增大了医院的人流量，对服务提出了更高的要求。而我们"五代医院"所在的城北院区，整个片区目前正处于开发阶段，各种商业和服务的配套设施尚未开始建设。因此，面对成百上千的患者及家属，如何满足他们吃饭、喝水、休息等医疗之外的各种需求，也就成了医院必须重视的一个问题。

机场航站楼的值机柜台与各个登机口之间的通道上，除了大面积的旅客候机休息区外，还分布着包括餐饮、娱乐、购物、阅读、旅游等在内的各种商业服务网点。它们一方面为候机的旅客提供了所需要的各种便利，另一方面也可供旅客消遣时间，疏解长时间等候的焦灼情绪。

受到这一启发，医院在"五代医院"一层至三层的"医疗大道"两侧专门留出位置，布置了为患者及家属提供各种生活需要的服务网点。同时还计划在主体建筑外部再建一个美食广场，这样患者和家属就不用都挤在医院里吃饭、休息，既保证了医院内部的正常秩序和环境卫生，又让医院更有"人间烟火味"。

为了进一步舒缓患者及家属紧张、焦灼的不良情绪，我们在已经建成投入使用的妇女儿童中心做了大量尝试，例如整个建筑的内部和外部墙面采用多种暖色调来装饰；在儿科急诊候诊区，采用了各种卡通形状的座椅；在门诊大厅一侧安放了钢琴，在走廊上设置了"生命树"……。在"五代医院"的内部装修上，依然沿用这一思路，以此来区别于传统医院的单调和冰冷，给患者及家属提供一个温暖、舒适的就医环境。

同时，在德阳版"五代医院"各楼层内部，还分布着太阳、鸟、水这三种意象，用以表达对生命的热爱和尊重，以及对医术医德的矢志追求。大德如阳，太阳是一切生命的重要能量来源；古蜀人对生命的向往体现在了三星堆和金沙遗址的神鸟形象中；

上德如水，水善利万物而不争，水滋润生灵，医德亦如是。

"躺下来"的"五代医院"内部区域跨度较大，各个功能区域又相对分散，因此如何指引患者及家属快捷地到达要去的位置，一度成为困扰我们的难题。

像传统做法那样采取由志愿者服务指引的方式显然并不可取。如此庞大的建筑体量，且不说需要准备多少人手，光是患者及家属四处寻找志愿者，再向志愿者表述自己的需求，然后志愿者再给予指引，这个过程就会耗费大量的时间，患者的就医时间将会因此被大大延长。

为了解决这个问题，我们召集急诊、各临床科室、基建、后勤等相关部门进行了专门讨论。

"使用彩色地标线指引的科室，患者跟着地上不同颜色的指示线和箭头去往各诊察室，这样确实为患者和家属节约了不少时间。"急诊科是医院最早采用了地面画线方式来引导患者移动的科室，因此急诊科护士长首先介绍了他们的情况，"但是因为人来人往，加上每天都要做好几次地面清洁消毒，地面标线的完整度和清晰度很难保持，需要经常更换。"

"我们在门诊增加了标识标牌的指引，但是因为门诊面积太大，指引的效果不是很清晰。而且人太多，一些贴在墙上的标识标牌不容易被看见。"门诊部主任也很无奈。

这时我想起 2015 年在法国考察学习时，在卡昂诺曼底大学附属医院和奥尔良大区医院，我都注意到一幢医院大楼分了几种颜色。当时通过翻译了解到，这是为了划分区域，心血管中心的代表色是淡红色，黄、紫、绿色分别对应的是胸腹中心、神经医学中心和生物肿瘤中心。整体色彩涵盖了相对应的建筑物的各个地方，比如心血管中心，建筑内部到处都是淡红色，包括标识、墙壁涂色、地板，甚至建筑物外观的颜色全是淡红色。患者一来，就能通过颜色判断自己在哪里，知道自己要去哪里。有了这种明显的提示，几乎没人会迷路，所以对患者来说是很友好的。于是我提出在"五代医院"的设计建设中，能否借鉴这一做法，使空间的识别、转换更加直观和简洁。

经讨论后，这一提议得到了团队的认同。很快我们便确定了通过不同的色调来区分"五代医院"不同功能区的做法，同时利用各种标识、标线来引导患者有序流动。经过进一步讨论和与设计、建设单位充分沟通后，我们最终确定将"五代医院"的门诊和各个疾病中心分别用不同颜色来标识，例如门诊用绿色，头颈中心用紫色，患者通过颜色就能判断自己在哪里、下一步要去哪里。在公共区域及各中心，我们利用不同色彩的标线和标识来引导就医流程，患者可以跟着不同颜色的指示线和箭头标识等去往各诊察室。

根据这一思路，设计单位很快设计出了我们整个"五代医院"门诊、住院楼立面的主题色调方案。这个方案选取了浅灰蓝、浅绿、浅粉、浅金黄4种颜色来区分不同的功能区，它们带有自身的美好寓意：蓝色是永恒的象征，代表着慈爱与宽容；绿色是生命的象征，代表着希望与生机；粉色是健康的象征，代表着美好与纯真；金色是荣誉的象征，代表着文化与底蕴。

这套方案获得了大家的一致认可，我也长舒了一口气。一个想法的从无到有，融合了基建科、各临床科室及设计方的大量心血，现在我们终于可以安下心来，共同期待"五代医院"先在图纸上诞生了。随着大规模基建施工的展开，真正的"五代医院"正一步步向我们走来。

6. 数字化的智慧医院

智慧医院是什么？2019 年，国家卫生健康委首次给出了一个明确的标准定义：智慧医院＝智慧医疗＋智慧管理＋智慧服务。虽然这个定义看上去很简单，但这个等式囊括了医疗形态、运行管理和患者服务等方方面面的内容。

我第一次进入医院实习时，也想象过以后的医院是什么样的——如果有可以摇起来的床，病人会不会不用这么辛苦？这个输液杆子家属举来举去很累的，要是有一个轨道能来回拉动是不是就方便多了？

因为当时见得少，所以想法也很局限。后来我看了很多电影，特别是像《星际迷航》中能够隔空采集人体数据这一类的场面，开始对科技改变生活产生了许多畅想。当时怎么也想不到，工作多年后，我自己居然有机会成为一家医院的管理者，并参与一个新型医院的规划建设当中，这让我感到十分兴奋。在科技高度发展的今天，如何将这些科技成果运用到医疗救治、医院管理和服务患者上？如何能够让这些新技术与我们的"五代医院"融为一体？我兴奋地思考着这一系列的问题。

2020 年 4 月 20 日，国家发展改革委首次定义了"新基建"，它包含 5G、人工智能、物联网、大数据中心等七大领域，搞好

"新基建"是管理创新、服务创新的前提条件。物联网恰恰是让信息系统具备感知能力的关键技术，其应用本质是解决三个"W"的问题："Where 定位""Who 识别""What 遥测"。可以说，物联网是实现全连接、全感知的关键基础设施。这一观念不仅使我们在"智慧医院"建设工作中目标更加明确、路径更加清晰，也给城北新院区"五代医院"的规划、设计和建设指明了方向、打开了思路。

2021 年，为了更加适应医院未来的发展，我们将科室融合的做法延伸到行政后勤领域，将本就存在一些工作内容交叉的临床医学工程科和信息网络科合并为医工信息部，两个部门强强联手，在医学工程和信息技术方面加快了智慧医院的建设速度。

实际上，关于"智慧医院"的建设在老院区已经推行多年。一方面是贯彻"一切以患者为中心"的医院管理理念，不断优化和完善医疗救治、医院管理，让患者及家属能够享有最便捷的服务；另一方面是为"五代医院"的全面投入使用做好准备，在设备、机构、流程等诸多方面提前布局优化。

依托信息化、数字化技术建立和完善整个门诊预约挂号系统，是我们在"智慧医院"建设中迈出的第一步，其取得的良好效果进一步增强了我们的信心。随后医院又借助微信平台，在医院微信公众号上开通了"线上查看报告"等功能，患者，特别是老年患者在完成检查后，坐在家里就可以查看自己的各项检查结果，而不用像过去那样在检验科或影像科外站着等上半天。

对一家医院来说，"一切以患者为中心"是始终不变的管理服务理念，医院的任何工作、改革、发展，都应该从患者的需要出发，以患者获益为目标。"智慧医院"的建设也是如此。

2019 年初夏的一个傍晚，因为几天前我做了一个难度比较大的胰腺手术，有些担心这位患者的恢复情况，所以下班后我便来到病区，想看看他的术后情况。

"15 床的病人有点造孽（四川方言，受罪的意思），又莫得家属，天天都在吃泡面。"走进医生值班室，刚拿起我那位手术患者的病历，我就听见身后的两名规培医生在念叨。我放下病历，好奇地来到 15 床病房门口向里面张望，一个瘦削的中年男子正躺在病床上，两眼直直地盯着病房天花板发呆。

"先生，你的家属怎么没来？"我轻声问他。

他扭头看了看穿着一身白大褂的我，有气无力地回答："我家在外地，我一个人在德阳，老婆和娃娃都在老家。"

"听说你天天都在吃泡面，这样可不行，营养跟不上会影响你身体恢复的。"作为一名医生，我关切地叮嘱他。

"那有啥办法呢？我前两天才做了手术，伤口虽然不大但还是疼，莫法下床。"他有些无奈地告诉我，他也曾请临床病友的家属帮忙打过饭，但觉得不好意思总麻烦人家，于是点了外卖，"一份卤肉饭都要 28 块，还难吃，还不如将就吃泡面算了，反正再有两三天就出院了。"

看着他有些苍白的脸颊，我又嘱咐了几句，让他好好休息，还是尽量少吃外卖和泡面，多吃新鲜饭菜，身体恢复得才会更快。离开病区的时候，我又特意找到护士长，让她多关照下 15 床，看吃饭的时候能不能让护士或工人帮他打下饭。

我此前对医院建设、管理、发展的思考，大多集中在提升医疗服务水平、优化简化就医流程、提高救治和工作效率上，这件事让我第一次关注到医院里与"医"字无关的细节。

一个人哪怕平时生活得再井井有条，一旦生病住进了医院，不仅是自己，一家人的生活节奏都会被打乱，最具突出表现的一件事就是一天 3 次为住院的家人送饭。虽然当时我们医院已经有了完备的后勤食堂设置，饭菜的品种、质量、口味也都还算不错，然而对于这类无家属陪护和照顾的病人，或者有其他特殊情况的病人，我们在给予全面及时救治的同时，又该怎么去帮助和照顾他们？最起码的，怎么解决他们的吃饭问题？我找来医院后勤保障和医工信息部门的负责人，谈了我的想法。大家经过讨论，决定建立一套专门针对住院患者的线上点餐系统。

经过一段时间的设计，这套线上点餐系统很快被推出了。该线上平台有清晰的菜单展示、详细的菜品介绍、实时的订单状态更新和在线支付等功能，对素食者、过敏人群、糖尿病患者、高血压患者等有特殊饮食限制的患者，也有专门的选项。住院患者通过手机躺在病床上就能实现快速点餐和支付，医院的后勤保障部门会安排工人将饭菜一一送到患者手中。患者还可以提前在线下单点餐，选择特定的时间送餐，这样既可以保证食物的新鲜，又可以缩短高峰期的等待时间。

这项服务推出后很受住院患者和家属的欢迎。有一次查房时，一位患者家属听说我是院长，于是专门找到我，让我表扬下医院的后勤保障部门，说这个线上点餐不仅操作简单，还比外卖安全干净，味道也不错，性价比很高。

在随后的几年里，我们又对这一平台的功能进行了完善和拓展，目前这个平台已从最初的仅用于患者点餐，扩展成了兼具多种功能的床旁系统。除了点餐，住院患者还能通过这套系统收听收看娱乐节目、接受健康知识宣教、咨询饮食营养等问题。

在过去的十来年里，医院通过持续的信息化建设，把医院诊疗活动和医院管理过程中产生的数据在信息系统中作了记录，将医院的各项业务数据化。

在此基础上，医院又用了 5 年时间进行数字化建设，把信息化过程中长期积累的医疗数据、患者数据、运营数据、后勤数据等，不断整合融入医院管理中，通过数据发现问题，用数据优化运营管理，用数据去反哺优化业务流程。

在完成信息化和数据化建设后，医院全力推进智慧化建设。智慧化系统能够感知外界事物，通过对数据的处理和对信息的反馈，按照与人类思维模式相近的方式或设定好的程序来对随机发生的外部环境事件做出决策并付诸行动。

让信息系统具备"感知"能力，是智慧化建设的关键一环。

医院借鉴了"航旅纵横"的业务逻辑，创新性地将手术室类比为机场，将每台手术类比为一个航班，为参与每台手术的医生、护士、工勤人员、患者、家属，提供包括术前提醒、任务派发、排程通知、进程通知等全流程的信息推送和查询服务。

医院又借鉴了"神州租车"的业务逻辑，把除复合手术室及神外、胸外、骨科等专科手术间以外的其他手术室，作为各科室的共享手术室，让主刀医生根据手术的实际需求选择不同硬件配置的手术室，将使用的资源加入手术绩效核算中，让手术室的资源配置进一步合理化。

医院建立起了针对全院住院患者的信息管理系统，每一位患者入院时，将会携带一个专属手环，上面带有唯一的二维码。无论是医生查房、护士发药，还是手术室来接病人，只要用手持终端扫描这个二维码，患者的个人身份、身体状况、治疗进程、相关医嘱等信息便一目了然，既保证了治疗的快速便捷，又避免了人为疏漏。

2024年3月，医院的智慧化耗材管理系统（简称"SPD"）正式投入运行。

一个普通工作日的早上8时，一位身着工作服的SPD配送人员已在电脑前打开SPD系统，查看各科室耗材的库存状态。刚进入检索页面，SPD系统便立即提示，医院骨科二级库房有几种耗材已经低于库存保有量，需要立即进行补充。

8点40分，SPD配送人员准备好需要给骨科补充的耗材，再次清点确认无误后，提着配送箱赶往骨科。

"您好，这是根据SPD系统提示为你们科室补充的医用耗材。"与骨科总务护士热情地打过招呼后，SPD配送人员熟练地打开配送箱，露出里面排列整齐的留置针、注射器等医用耗材，每一样都清晰地标注着使用期限和注意事项。清点交接完毕，他拿出一份详细的配送清单，请总务护士核实签字。确认无误后，他在清单上签下自己的名字。

与此同时，手术中心的一名年轻护士正在为下一台手术做着准备，她在电脑上打开SPD系统查看手术计划，然后转身打开智能RFID高值耗材管理柜。智能柜的屏幕上，存放的各种耗材的名称、数量、使用情况等详细信息一览无余。根据即将开始的这台手术的需要，她在屏幕上迅速选择所需耗材的种类和数量，确认无误后，将它们一一取出，放置于手术间，等待手术医生使用。

这套SPD智慧化耗材管理系统，不仅彻底取代了医院此前完全依靠人工的医用耗材管理模式，大大降低了一线医护人员的工作强度，让他们能将更多的时间和精力用在患者的治疗和服务上，同时还使得医用耗材的采购、管理、配送更加精准、及时。而SPD智慧化耗材管理系统和手术排程系统的对接，更是大大节省了手术中所需耗材的准备时间。

但说来有些惭愧，这个涉及全院手术中心、各临床科室、设备物资采购和管理等多个环节的SPD智慧化耗材管理系统的建立，源于此前我们在手术器械、耗材管理中粗放的工作方式造成的临床安全隐患。

来到德阳后，因为担任了医院的院长，我相当一部分的时间和精力都放在了医院的管理和发展上。然而，我始终没有忘记自己同时还是一名肝胆胰外科医生，因此无论事务多繁忙，我还是一直坚持上门诊、做手术。总的说来，我这个人心比较"大"，从医这么多年也经历过不少的"大场面"，因此一般情况下遇到什么事都还稳得住，少有心虚、害怕的时候。但2022年12月9日，我在手术室遇到的一件事，却让我着实出了一身冷汗。

当天上午我有一台手术，于是像往常一样提前一些时间进入手术室，换好洗手衣，然后开始刷手，跟同台的助手一起讨论着今日患者手术中的要点。就在这个时候，手术室的一名巡回护士从我跟前急匆匆地跑过去，满脸焦急。

要知道，医院里是最怕医生、护士跑步的。为什么？因为你一跑起来，别人就以为出现了必须马上紧急救治的患者，或者是需要立刻解决、处置的问题。于是我赶紧冲着她问出了什么情况。

"马上有一台急诊手术，要用腔镜吻合器，刚才打开柜子才发现连一把都没有了，我现在去找手术室库房，喊他们赶紧安排工人去领。"巡回护士一边跑一边回答我。

因为当时我那台手术马上就要开始了，我一时也没有细想和深究。但当我结束手术走出手术室后，注意到相邻的几间手术室里，护士正在紧张地准备着下一台手术中需要使用到的各种耗材，于是我眼前不由得又浮现出刚才巡回护士急匆匆奔跑的情景。

急诊手术马上就要开始了，而手术中必须使用的耗材居然没有了，得临时去医院的耗材库房领取。我越想越觉得这事太过荒唐，越琢磨越感到害怕。临时去库房领耗材，这个过程需要多久？这是不是意味着耗材没有领回来，亟待抢救的手术患者就只能在手术台上干等着？如果因此延误了抢救时机又怎么办？

后来我了解到，那台急诊手术需要使用的腔镜吻合器赶在患者被送进手术室前取回来了，这名需要进行胰腺切除的急诊手术患者手术过程非常顺利和成功，已被送入 ICU 密切观察。但这件事让我意识到，我们粗放的手术器械和耗材管理方式必须立即改变。

询问手术室和器械、耗材管理部门后我了解到，医院的手术耗材等物资都存放在专门的库房，由专门的人员管理，手术室和各临床科室需要使用时，在库房登记领取。通常手术室和各临床科室每次都会领取一定基数的耗材，放在各自科室的库房备用。至于这些领回去的耗材是如何使用的，消耗量又有多大，医院库房无从知晓。而手术室和临床科室的库房有的根本没有专门管理，有的即使有人管理往往也是兼顾，这导致科室的库房里耗材等物资管理混乱、数目不清，因此才出现了临到手术要开台了才赶紧去库房领耗材的现象。

那么，有没有什么办法既能减轻手术室和临床科室一线医护人员的工作量，又能使耗材等物资的管理井然有序呢？想来想去，我觉得靠人工显然不行，还是必须依靠信息化和数字技术。于是我找到医工信息部主任，让他们尽快研究，拿一个解决方案出来。

一段时间以后，在相关专业公司的协助和配合下，医工信息部拿出了一个智慧化的耗材管理方案。这个方案以信息化为依托，按照"一物一码"的方式，对医院的所有耗材从采购入库到科室领取、使用，进行统一管理和追踪。

在采购耗材时，医院就要求供应商确保做到"一物一码"。耗材进入医院后，按照高值耗材、普通卫材、试剂类耗材分成三类，结合手术室和各临床科室的具体情况，分别确定每一类耗材各自合理的科室库房保有量。手术室和各临床科室在库房领取耗材时，通过扫码，库存自动将耗材转移到手术室和各临床科室的二级库房，但采购供应部门仍能通过 SPD 系统对其进行监控。手术室和各临床科室在二级库房领用耗材时也必须扫码，二级库房耗材数量的变动在 SPD 系统中被实时反馈给采购供应部门。当手术室和各临床科室二级库房某一耗材的保有量低于之前预设的数量时，SPD 系统将自动进行提示，由采购供应部门根据提示主动为手术室和各临床科室二级库房进行补充，无须一线医护人员催促，也避免了一线医护人员因为工作繁杂而忘记补充耗材的情况。这样一来就杜绝了临到手术要开台了才赶紧去库房领耗材的现象。

在已投入使用的位于城北新院区的妇女儿童中心，我们摒弃了以前人工运送检验样品和药品试剂的方式，使用了专门的轨道小车来负责这项工作。这不仅大大提高了效率，节约了人力投入，而且能够准确地将不同的样品送到相应的校验操作处，最大程度上减少了因误送造成的工作延误。在城北"五代医院"全面

304

投入使用后，我们还将依托已经成熟的 SPD 智慧化耗材管理系统，借助机器人技术，实现医用耗材的无人自动配送。

在城北这座全新的德阳版"五代医院"，"智慧"不仅仅体现在医疗救治、设备设施和耗材的管理等方面，更实实在在地体现在服务患者、方便就诊方面。毫不夸张地说，将来患者在这座"五代医院"就诊的过程，也是一个体验"智慧"的过程。

因为医院是"躺下来"的，各功能区域相对分散，医院在利用"医疗大道"作为横向交通主轴串联各个疾病中心和功能区域的同时，以电梯作为竖向交通的主要方式，从而形成横向与竖向无缝衔接的"立体化交通网络"。在一至三层的三条"医疗大道"上，我们安装了单向的自动步道；在各个疾病中心，我们总共设置了七十余部电梯，既能保证竖向交通的通畅，又完全实现了"医患"和"洁污"的分流。同时我们采用"颜色＋数字"的双区分方式，为医院每个独立的区域赋予了特定的颜色和编号，并在最显眼的区域以大面积色彩和数字进行显示，便于患者远远地就能看见。

前来就诊的患者，首先通过医院的预约挂号系统线上挂号。在完成挂号的同时，除了就诊位置、就诊时间等信息外，系统还会提示就诊区域的"颜色＋数字"。如果是步行，只需要按照这个"颜色＋数字"的提示信息，通过"医疗大道"进入相应区域即可。如果是驾车，在这个时段，只需将车停在地下车库相应的色块区域内，按照"颜色＋数字"的提示信息，通过电梯就能直接到达相应的疾病中心。

在门诊后，需要住院的患者可以通过电梯直接到达各疾病中心的住院区域；不需要住院的患者，则从各疾病中心直接离开，或乘坐电梯下到地下车库驾车离开，不需要再作横向移动。这也是我们将一层至三层三条"医疗大道"的自动步行梯设计为单向的原因所在。

除了空间结构布局上的变化和医疗组织方式上的改革，我们还尽可能地在与患者、与医疗相关的方方面面探索出一条建立在信息化、数字化基础上的"智慧"之路。

2024年4月9日，一架搭载着"标本专用恒温箱"的无人机从城北妇女儿童中心平稳升空，飞往6千米外的老院区；约9分钟后，无人机安全降落在老院区的指定位置。虽然只是一次试飞，但它标志着我们医院的医疗物资运输由此开始向"空中速递"模式发展。

从最初到现在，我们医院的医疗物资运输（送）经历了三个阶段。最开始只有老院区的时候，标本、耗材、冷冻样本、小型器械等医疗物资的运送基本依靠人力。在旌南院区成立和一些医联体单位设立后，跨院区的医疗物资运输便主要依靠汽车。但日益繁忙和拥堵的城市交通严重影响和制约了物资运输的时效性。尤其是城北院区成立后，与老院区、旌南院区相隔很远，而且途中必须经过108国道这条交通干线，物资运输的时效性更难保障。为此，我们开始尝试以"空中速递"的方式来进行医疗物资的运输。

以这次试飞为例，两个院区间的地面通勤时间正常为 30 分钟左右，交通拥堵等情况可能导致运输时间延长。改用无人机后，飞行时间仅需不到 10 分钟，大大缩短了物流运输时间。

在不久的将来，无人机运输这种"空中速递"模式，将成为我们在多个院区之间传输和运送标本、耗材、小型器械等医疗物资的首选方式，尤其是针对手术中的活检样本等特殊标本的快速传输，相信这种模式会大大提升我们的工作效率和患者的救治效果。

在城北"五代医院"，无论是最初的规划设计，还是随后的建设施工，都将 5G、人工智能、物联网、大数据中心等七大领域的"新基建"演绎得淋漓尽致。"智慧医院"的建设也在持续推进中，"互联网＋医疗""移动医疗"将会得到更深入的发展。

未来将至，现在医院的智慧程度已经远超我几十年前甚至十几年前能够幻想出的场景，我也期待着医院的"科幻未来"，想必会给所有人带来很多惊喜吧。

写在最后的话

这本书付梓之时，恰逢我们医院整体搬迁至城北新院区、德阳版"五代医院"投用之际。

从土地划拨、规划设计、建设施工，到妇女儿童中心的建成、投入使用，再到德阳版"五代医院"的全面落地，我们总共经历了十余个年头，我有幸见证并参与了这一大事件的全过程。本书的目的和意义，也就在于真实地记录我们克服重重困难、聚心勠力、奋进改革、不断挑战自己的过程，以激励我们不忘初心、谨记使命、不断进取。

十余年来，虽然被拘束在城市中心区域建筑面积不足 10 万平方米的狭小空间里，在成都、绵阳两座医疗实力强悍的城市之间"夹缝中求生存"，但我们从未妄自菲薄，更没有忘记初心。我们坚守"质量、安全"的核心，秉持"一切以患者为中心"的理念，聚焦专科建设、平台建设、能力建设，不断提升服务能力，持续优化学科管理模式，完善质量管理体系。在全国公立医院绩效考核中，我们连续 4 年蝉联全省前五，3 次获得"A+"，两次获得"A"。全院 CMI 值增至 1.18，跃升至全国第 82 位；微创手术、四级手术占比分别增至 25.2%、24%，位居全省前列。

"日拱一卒无有尽，功不唐捐终入海。"在过去的十余年里，我们将世界上最新、最先进的"五代医院"理念引入德阳，学习借鉴、吸收融合，并克服重重困难、创造一切条件，大刀阔斧地实施了一系列改革。我们不断加强人才培养，锻造强劲学科，实施多学科诊疗及大科室管理，并以三十多个院级重大项目来突破空间、床位、人力资源、信息系统管理手段等瓶颈，以点带面，逐步培育适应"五代医院"建设发展的土壤。如今，一座具有国际水准又结合本地实际的德阳版"五代医院"在德阳城北拔地而起。

这十余年来，我们不断更新理念、主动思维、靠前行动，围绕"五代医院"的管理机制、运行模式、医护服务等诸多需要，在理念更新、制度设计、融合发展、流程优化、技术设备引进、人才培养等方向上做了大量的准备、探索和努力。随着德阳版"五代医院"的建成投用，我们针对疾病的治疗模式将从以往单一的生物医学模式，向兼顾社会、心理、环境多方面因素的复合医学模式转变。通过对疾病全过程的诊察治疗及愈后管理，为患者提供全方位的服务，患者在我们医院能够得到更加完善、优质的治疗和服务。

实话实说，德阳版"五代医院"的投用运营，在带给我莫大欣喜的同时，也给我的内心又增添了几许担忧。"五代医院"这样一个"舶来品"，在国内——尤其是在我们这样一个西南小城——会不会遭遇"水土不服"的尴尬？"五代医院"这一最新理念，以及在这一理念下构建起来的全新的医疗服务组织方式、工作流程，能否得到患者及家属的认同？同时，大至国家层面的宏观决策，小至地方政府的相关政策，这样一个全新的事物，在社会未来的进步和发展过程中，能否得到进一步的支持，能否很快适应社会变化的需求？……这些林林总总的问题，我们只能等待时间给出答案。但有一点我是很笃定的——不论遇到什么困难或问题，无论是我，还是我的同仁们，都会一如既往地去了解它、思考它，最终解决它。

过去讲"不进则退"，如今已是"慢进则退"。医学是一门没有终点的科学，服务是一项没有尽头的事业。在未来的日子里，我们将铭记"持续学习，永不毕业；一旦毕业，等于失业"的院训，持续推进制度改革，不断优化工作流程，稳步提升服务水平，为医院的高质量发展注入源源不断的动力。

参考文献

第一章

[1] CARSTENS H R. The history of hospitals, with special reference to some of the world's oldest institutions[J].Annals of Internal Medicine,1936,10(5):670-682.

[2] GRIFFIN D J. Hospitals: what they are and how they work[M].4th ed. Sudbury, MA: Jones & Bartlett Learning,2010.

[3] PHIPPS W E. The origins of hospices/hospitals[J].Death Studies,1988,12(2): 91-99.

[4] RIVA M A, CESANA G. The charity and the care: the origin and the evolution of hospitals[J].European Journal of Internal Medicine, 2013,24(1):1-4.

[5] VIGLIANI M, EATON G, HOOSE P. A history of medicine in 50 discoveries[M]. Thomaston: Tilbury House Publishers,2017.

[6] 陈浩,侯冷晨,杨佳芳,等.医院企业化运营管理研究[J].医药卫生管理, 2017(31):109-112.

[7] 郭成圩.医学史教程[M].成都:四川科学技术出版社,1987.

[8] 高山,申俊龙,王静梅.现代医院财务管理学[M].南京:东南大学出版社,2010.

[9] 高洁,陈丽云.近代中国教会医院发展概述[J].中医文献杂志,2015(1):60-63.

[10] 顾海.现代医院管理学[M].北京：中国医药科技出版社,2004.

[11] 黄明安,袁红霞.医院管理学[M].北京：中国中医药出版社,2011.

[12] 黄艺,何林泰.城市区域合作总体规划实践——以成都、德阳和绵阳三市为例 [J].规划师,2015,31(7):102-109.

[13] 黄永昌.医院管理学教程[M].北京：光明日报出版社,1990.

[14] 刘杰.概述中西方解剖学发展史——阐明解剖学在医学发展中的重要作用[J]. 解剖学杂志,2019,42(6):629-633.

[15] 刘飞.近四十年中国教会医院史研究综述[J].档案与建设,2021(2):78-89.

[16] 林琼.新型医疗保障制度下的城市社区卫生服务体系[M].北京：中国财政经济出版社,2007.

[17] 罗小军,张宗书,白鑫,等.成德同城化经济发展评价——基于都市圈效应视角[J].西部经济管理论坛,2017,28(4):14-19.

[18] 萨拉裴诺.健康心理学[M].胡佩诚,译.北京：中国轻工业出版社,2000.

[19] 佘赛男,刘崎,李明强,等.德阳高新：高质量发展之路该如何走?[J].四川省情, 2018(9):61-62.

[20] 陶乃煌,吉农.医院系统工程论[M].南京：南京大学出版社,1996.

[21] 王一方.医学人文十五讲[M].北京：北京大学出版社,2006.

[22] 王建宏.德阳：打造成都医疗副中心[J].当代县域经济,2016(3):69-70.

[23] 王伟.区域经济协同发展视角下的同城化实践探析——以成德同城化为例[J]. 创新,2019,13(1):16-24.

[24] 郑雪倩.中国医院建制与分类管理[M].北京：中国协和医科大学出版社, 2013.

[25] 志余.1949年以前的西医东渐史[J].科学之友,2007(1):88-89.

[26] 周明长. 三线建设时期的中国城市化——以四川德阳为中心 [J]. 江西社会科学,2018,38(8):135-147.

[27] 曾勇. 成德同城化的可能性与操作性 [J]. 四川省情,2018(8):42-43.

[28] 曾全红,赵倩倩. 经济副中心,到底"花落谁家"？[J]. 四川省情,2019(11):21-24.

第二章

[1] ABÁSOLO I, BARBER P, GONZÁLEZ LÓPEZ-VALCÁRCEL B, et al. Real waiting times for surgery. Proposal for an improved system for their management[J]. Gaceta Sanitaria,2014,28(3):215-221.

[2] SMITH T. Waiting times: monitoring the total post-referral wait[J]. BMJ (Clinical research ed.),1994,309(6954):593-596.

[3] UIMONEN M, KUITUNEN I, PALONEVA J, et al. The impact of the COVID-19 pandemic on waiting times for elective surgery patients: a multicenter study[J]. PloS one,2021,16(7):e0253875.

[4] 晋钊,曹颖. 缩短医学辅助检查等待时间的途径探讨 [J]. 现代医院,2019,19(2):172-176.

[5] 李跃华,赵丽,张威. 入院流程的优化与实施 [J]. 中国病案,2011,12(11):35-36.

[6] 兰静,刁国锋,张惠琴. "全院一张床"提高床位效率和效益的管理措施 [J]. 中国卫生标准管理,2021,12(14):34-37.

[7] 徐俊,宓轶群,梁劲琴,等. 基于"全院一张床"的后疫情时代"串并联"安全管理探索 [J]. 中国医院管理,2021,41(11):55-56.

[8] 杨嘉麟,沈洁,刘伟群,等. 住院服务中心模式流程再造的探索与实践 [J]. 中

国医院管理 ,2014,34(12):26-27.

[9] 赵炜 , 周莨蔚 , 韩晓玲 , 等 . "全院一张床"床位管理模式实践与效果评价——

以广东省某三甲综合医院为例 [J]. 经济师 ,2023(11):239-241.

[10] 张欣 , 张晨 , 朱声荣 , 等 . 基于数据中心的住院患者等候时间分析与利用 [J].

中国医院 ,2020,24(8):44-46.

第三章

[1] 田少雷 , 宫岩华 . 我国 GCP 的实施与药品临床研究基地的发展 [J]. 中国临床

药理学杂志 ,2000,16(4):315-318.

[2] 胡雷 . 药物非临床研究与临床试验质量管理实物全书 : 上 [M]. 北京 : 当代中国

音像出版社 ,2003.

55检